Über dieses Buch:

Die Wirbelsäule ist im Alltag vielfachen Belastungen ausgesetzt: Beim Sitzen am Arbeitsplatz, am gewerblichen Arbeitsplatz oder im Fahrzeug genauso wie im privaten Bereich, beim Schlafen im Bett oder beim abendlichen Lümmeln auf dem Sofa. Belastende Körperhaltung, über einen längeren Zeitraum eingenommen, kann dabei zu Rückenschmerzen und dauerhaften Schäden an der Wirbelsäule führen und bereits vorhandene Probleme verstärken. Ergonomisch korrekt gestaltete Möbel und Geräte helfen, solche Probleme zu vermeiden oder zu reduzieren. Der Ergonomie-Ratgeber macht deutlich, welche (medizinisch interdisziplinär erarbeiteten) Kriterien beim Kauf rückengerechter Alltagsprodukte zu beachten sind. Er enthält u. a. einen praktischen Fragenkatalog für diverse Produktbereiche, der wertvolle Hilfe bietet, ergonomisch gute Produkte, losgelöst von oftmals unseriösen, falschen Herstelleraussagen zu erkennen und eine vernünftige Kaufentscheidung zu treffen, dem eigenen Rücken zuliebe!

Der Ergonomie-Ratgeber behandelt Schritt für Schritt die Kernfragen, die man sich beim Kauf neuer Produkte stellen sollte: Welche Einstellmöglichkeiten sollte ein Autositz bieten? Auf welche anatomischen Ausformungen und Einstellmöglichkeiten muss bei einem Bürostuhl geachtet werden? Welche Funktionen unterstützen das dynamische Sitzen? Welches Bettsystem, welche Bettentechnik, unterstützt die Wirbelsäule am besten? Dabei werden die verschiedensten Produktbereiche angesprochen von Schreibtischen und Stehpulten über Bürostühle und Sitzmöbel (auch für Kinder und Jugendliche) bis hin zu Pkw- und Lkw-Sitzen sowie Gartengeräte, Schuhe, Fahrräder, PC-Eingabegeräte, Liegesysteme für Lkw, Trainingsgeräte, Schulmöbel und vieles mehr.

Außerdem informiert er über Ursachen und Verbreitung von Rückenschmerzen, sowie über die Aufgaben, den Aufbau und die Problemzonen von Wirbelsäule, Bandscheiben und Muskulatur. Er enthält viele weitere nützliche Tipps und Informationen, die helfen können, der Rückenproblematik sinnvoll zu begegnen.

Zusammengestellt wurde dieser Ratgeber auf Basis der Anforderungen an rückengerechte Produkte, die ein unabhängiges Gütesiegel-Prüfungskomitee für AGR erarbeitet hat. Das neutrale, multidisziplinäre[1], medizinische Fachgremium wird von Spezialisten aus Wissenschaft und Praxis gebildet. Es zeichnet bereits seit 1995 Produkte aus den unterschiedlichsten Lebensbereichen mit dem bekannten und anerkannten AGR-Gütesiegel aus.

Der Ergonomie-Ratgeber wird von der medizinischen Fachwelt geschätzt und Patienten zur Lektüre empfohlen. Er ist unverzichtbar für einen ganzheitlichen Lösungsansatz und damit unverzichtbar für Menschen mit Rückenproblemen. Studien belegen, dass kaum eine Einzelmaßnahme wirkungsvoll die Rückengesundheit erhalten kann. Belegt ist, dass die Ursachen der Probleme vielfältig sind und vielfältige Gegenmaßnahmen eine deutlich positive Wirkung zeigen.

Ein wichtiger Baustein dieses Maßnahmenkataloges, wichtiger Baustein der Therapie und Prävention, ist das hier ausführlich dargestellte Thema „Verhältnisprävention“ (Nutzung rückengerechter Alltagsprodukte).

[1] multidisziplinär = verschiedene medizinische Fachrichtungen

Inhaltsübersicht

Vorwort von Dr. med. Bernd Reinhardt

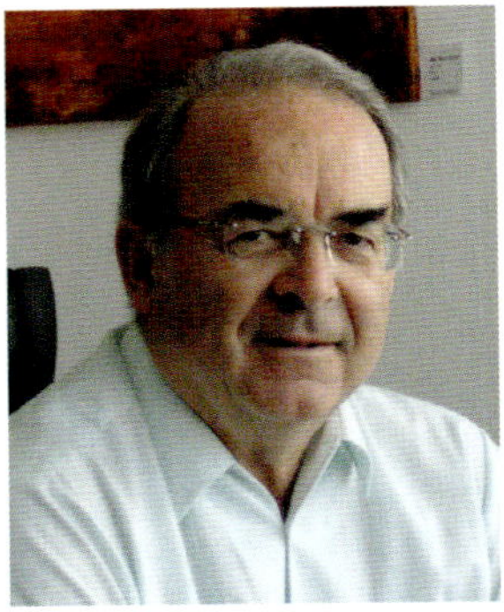

**Dr. med.
Bernd Reinhardt**

Orthopäde, Sportmedizin, Chirotherapie, Badearzt, Bundesverband der deutschen Rückenschulen

Irgendwann machen zumindest 80 % der Menschen in ihrem Leben die schmerzhafte Erfahrung: "Rückenschmerz"!

Der geringste Teil der geklagten Rückenschmerzen gibt die „Story" seiner Entstehung schnell und freizügig preis. Die Ursachen von Rückenschmerzen sind vielfältig und lassen sich selten auf röntgenologisch erkennbare „Zacken", „Schiefstellung", „Verschleiß" oder gar „Bandscheibenvorfall" reduzieren.

Die von den maßgeblichen Rückenschulen Deutschlands neu gegründete „Konföderation der deutschen Rückenschulen", z. B. betrachtet als Hauptursache von Rückenproblemen in unserer modernen Welt, psychosoziale Faktoren, wie Stress, Angst, Arbeitsunzufriedenheit und Depressionen sowie körperliche Fehlbelastungen (z. B. häufiges Tragen schwerer Lasten) oder ungünstige Arbeitshaltung, empfiehlt regelmäßige körperliche Aktivität, Abbau psychischer Stressfaktoren und eine veränderte Einstellung zum Rückenschmerz. Ein Schwerpunkt der Empfehlung liegt bei der Verhaltensprävention, das eigene (Fehl-) Verhalten soll erkannt und positiv verändert werden.

Ein weiterer, sehr wichtiger Aspekt ist die Verhältnisprävention. Das bedeutet, die Veränderung und Optimierung der Umweltverhältnisse, sprich unser Umfeld, in den Mittelpunkt zu stellen. Rückenschonendes optimiertes Stehen, Sitzen, Liegen, Heben, Tragen, Bücken, die Nutzung rückenfreundlicher Umweltartikel, sowie die rückenfreundliche Umwelt- und Arbeitsplatz-Gestaltung ist für einen gesunden Rücken lebensnotwendig. Weltweit haben sich inzwischen einige Hersteller von Alltagsprodukten die Erkenntnisse zu Nutzen gemacht, um ihre Produkte so rückenfreundlich wie technisch möglich, zu entwickeln und dem Verbraucher anzubieten.

Bereits seit 1995 vergibt die Aktion Gesunder Rücken (AGR) e. V. ihr Gütesiegel für rückenfreundliche Alltagsprodukte. Dabei entsteht einmaliges neues Fachwissen um den Nutzen rückengerechter Produkte. Dieses Wissen beeinflusst gesundheitsbezogenes Verantwortungsbewusstsein der industriellen Produktentwicklung positiv. Immer mehr rückengerechte Produkte werden in den verschiedensten Bereichen entwickelt. Außerdem wird das Gesundheitsbewusstsein und die Eigenverantwortung der betroffenen Menschen gefördert. Der vorliegende Ergonomie-Ratgeber ist äußerst informativ, ein einmaliger und wichtiger Ratgeber zugleich.

Vorwort von Prof. Dr. med. Erich Schmitt

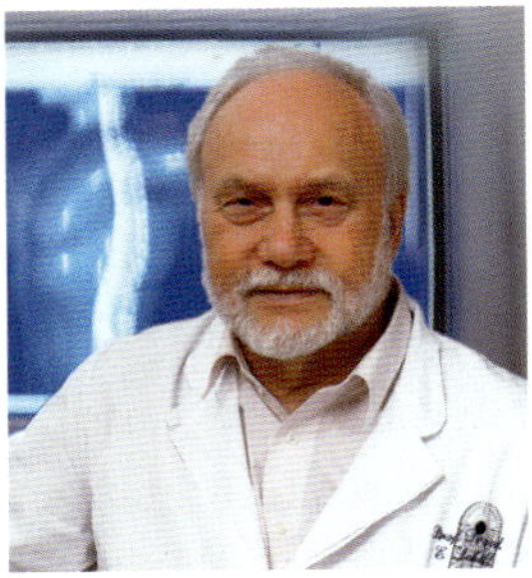

**Prof. Dr. med.
Erich Schmitt**

Orthopäde, Vorsitzender des Forum Gesunder Rücken – besser leben e. V.

Das Grundanliegen der Rückenschulen ist als Haltungs- und Verhaltenstraining zu definieren. Angesprochen sind Menschen, die einerseits schon Schwierigkeiten mit ihrem Rücken haben (Sekundär-Prävention), vor allem auch gesunde Personen, die aber nach ihrer körperlichen Ausstattung, Beruf und Schule und nach ihrem Freizeitverhalten zu einer Art Risikogruppe gehören und keine Rückenschmerzen bekommen sollen (Primär-Prävention, präventive Rückenschulen). Das bedeutet, dass Rückenschulen nicht zeitlich begrenzte Maßnahmen sein können, sondern nehmen wir den Begriff Verhaltenstraining ernst, weitreichende Einflüsse auf die Lebensführung, im Berufsleben und Zuhause bestehen. Der Gesunde soll lernen rückengerecht, bzw. rückenfreundlich zu leben. Er kann diese Fähigkeit nicht abstrakt erwerben, er muss sie am Arbeitsplatz, in der Schule, im Sportbereich und auch Zuhause praktizieren.

Die medizinische Grundversorgung im operativen und medikamentösen Bereich wird ständig verbessert, die Techniken der Prävention und Rehabilitationsmaßnahmen werden immer wieder verfeinert. Leider werden die normalen Alltagshilfen und Nutzungsgegenstände des täglichen Wohn-, Arbeits- und Freizeitumfeldes aber nur selten unter dem Gesichtspunkt der Prävention betrachtet. Vorbeugemaßnahmen müssen aber auch diesen Teil berücksichtigen. Die rückengerechte Ausstattung des Arbeitsplatzes, der Schulbank, der Sportstätten und des übrigen Freizeitumfeldes sind die logische Ergänzung. Die Alltagsprodukte sollen den medizinischen Anforderungen für rückengerechtes Verhalten entsprechen.

Die Aktion Gesunder Rücken (AGR) e. V. hat sich dieses Themenkreises sehr erfolgreich angenommen. In Zusammenarbeit mit Ärzten, Therapeuten, Rückenschulen, Krankenkassen und entsprechenden Verbänden wurde bisher gewonnenes Wissen und Erfahrung an Industrie und Verbraucher weitergegeben. So wurden grundsätzliche Anforderungsprofile für rückengerechte Produkte definiert. Der hier vorliegende Ergonomie-Ratgeber begründet nicht nur das Erfordernis zur Prävention, er stellt Zusammenhänge klar und gibt brauchbare Ratschläge zum rückengerechten Alltag.

Rückenschmerzen: Die moderne Volkskrankheit

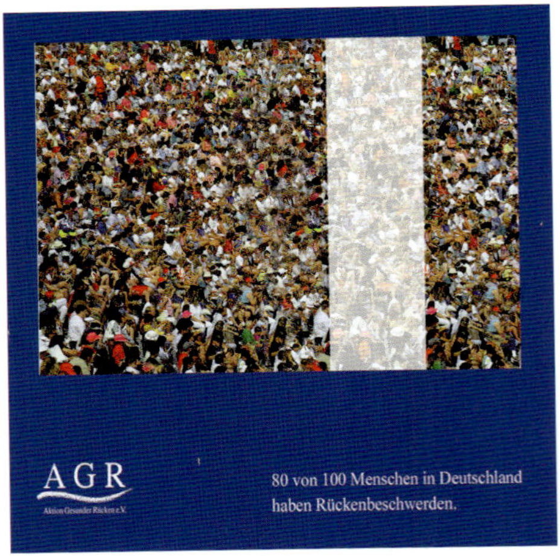

Rückenschmerzen hat in den Industrienationen fast jeder Mensch mindestens einmal im Leben. Am häufigsten sind die mittleren Jahrgänge, zwischen 35 und 50 Jahren, befallen. Allerdings betrifft das Problem inzwischen immer mehr Kinder und Jugendliche, mit dramatisch steigender Tendenz. Meist wechseln sich längere Phasen von Beschwerdefreiheit mit kürzeren Krankheitsperioden ab. In leichten Fällen verschwindet der Rückenschmerz nach ungefähr zehn Tagen „mit und ohne Arzt", meint Prof. Jan Hildebrandt von der Universität Göttingen[1]. Er hält den leichten Kreuzschmerz nicht von vornherein für eine Krankheit, auch wenn er im Alltag manchmal erhebliche Beschwerden verursacht. Hier hilft in erster Linie die bewährte Hilfe zur Selbsthilfe. Praktisch angewendet heißt das, vor allem für Menschen, die viel sitzen: mehr Bewegung und bessere Haltung im Alltag.

Unsere Kinder leiden unter Bewegungsmangel: Jeder dritte ABC-Schütze hat schon gesundheitliche Störungen

Um die Gesundheit unserer Kinder müssen wir uns Sorgen machen. Bereits im Alter von etwa 6 Jahren ist jedes dritte Kind gesundheitsauffällig. Das haben jüngste Reihenuntersuchungen vor der Einschulung ergeben: Ein Drittel der ABC-Schützen leidet unter Muskel- und Hal-

[1] Prof. Hildebrandt war bis 2005 an der Universität Göttingen tätig.

tungsschwächen, Wahrnehmungs- und Koordinationsstörungen, Übergewicht oder emotional-sozialen Störungen.

Der Grund ist oft ganz simpel: Bewegungsmangel war früher ein unbekanntes Problem und ist heute eine Zivilisationskrankheit. Noch vor 30 Jahren waren Bewegung, Herumtollen im Freien oder das Austesten der eigenen körperlichen Fähigkeiten eine Selbstverständlichkeit für Kinder. Heute beeinträchtigt die Erwachsenenwelt die Entwicklung unserer Kinder: Sie finden immer weniger Spiel- und Bewegungsräume, in denen sie ihre Bedürfnisse spontan und gefahrlos ausleben dürfen. Sie werden im Zuge organisierter Events durch angeleitete Aktivitäten von den Erwachsenen verplant. Sie hocken nahezu bewegungslos vor Playstations, Nintendo DS, Computern oder Fernsehgeräten. Sie spielen in zunehmendem Maße ohne Partner. Sie werden durch Überbehütung seitens der Erwachsenen in ihrem spontanen Spiel- und Bewegungstrieb eingeschränkt. Kindergarten und Schule animieren heute ebenfalls nicht mehr unbedingt zu regen körperlichen Aktivitäten, vor allem Umfang und Qualität des Schulsports lassen überwiegend zu wünschen übrig.

„All dies geschieht in einem Lebensabschnitt, der für geistige Reife und das körperliche Wachstum von Muskeln, Skelett und Nerven von prägender Bedeutung ist“, erklärt Dr. Dieter Breithecker, Sportpädagoge und Leiter der Bundesarbeitsgemeinschaft für Haltungs- und Bewegungsförderung e. V. in Wiesbaden. „Motorische Entwicklung“, so Breithecker, „vollzieht sich nicht, wie vor 50 Jahren innerhalb der Straßen-Spiel-Kultur. Kinder sind immer Kinder ihrer Zeit. Heute sind sie die Computer-Kids, die morgen am Computer in der Schule sitzen und übermorgen an der Workstation des Arbeitsplatzes.“

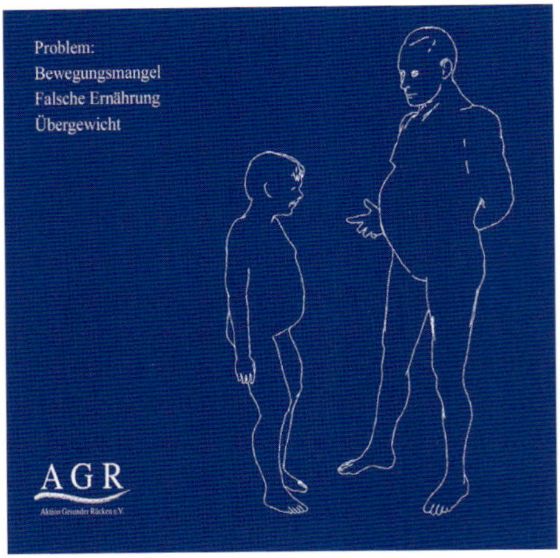

Die Förderung der Gesundheit und die Förderung der Entwicklung im Ganzen müssen bereits im Vorschulalter durch gezielte Maßnahmen unterstützt werden nicht zuletzt auch zur Vermeidung späterer Haltungs- und Gelenkschäden und zur Verbesserung des allgemeinen Wohlbefindens.

Gegenwärtig sieht es leider so aus, dass in erster Linie aufgrund falscher Ernährung in Kombination mit mangelnder Bewegung, die nachfolgenden Generationen von ernsthaften Erkrankungen, wie Rücken-Gelenkkrankheiten, Herz- Kreislaufproblemen und Diabetes mit weiteren Folgekrankheiten, betroffen sein werden. Vor dieser „tickenden Zeitbombe" kann gar nicht genügend gewarnt werden. Die persönliche Lebensqualität und spätere Leistungsfähigkeit der Betroffenen ist massiv bedroht. Das kann weder im Interesse der Verantwortlichen, nämlich Eltern und Gesellschaft, liegen, noch in dem der nachfolgenden Generationen. Wir müssen uns hier unserer eigenen Verantwortung bewusster werden.

Eine weitere absehbare und negative Folge dieser Problematik werden drastisch steigende Kosten im Gesundheitswesen sein, was wiederum steigende Kassenbeiträge für jeden Einzelnen von uns bedeuten wird und die Finanzierbarkeit des Gesundheitswesens nochmals drastisch erschwert.

Eine der Hauptursachen: Bewegungsmangel und schlechte Haltung

Bei Rückenschmerzen sollte man den Arzt um Rat fragen, welche Übungen oder Sportarten der Betroffene betreiben darf. Etwa ein Drittel der Bevölkerung leidet mehr oder weniger dauerhaft an Rückenschmerzen.

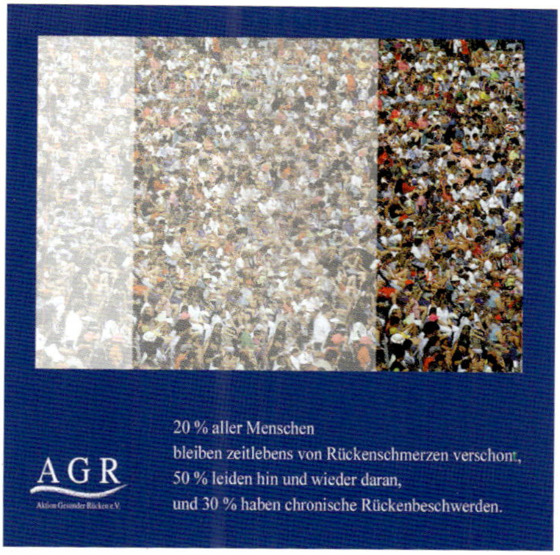
AGR
20 % aller Menschen
bleiben zeitlebens von Rückenschmerzen verschont,
50 % leiden hin und wieder daran,
und 30 % haben chronische Rückenbeschwerden.

Rückenkrankheiten können äußerst schmerzhaft und langwierig sein, zu deutlichem Verlust an Lebensqualität führen und dadurch das ganze persönliche Umfeld, Familie, Freunde etc., extrem belasten. Daher sind vorbeugende Maßnahmen von großer Bedeutung, um Rückenschmerzen zu vermeiden. Rückenschmerzen entstehen durch zahlreiche Ursachen. Dazu gehören körperliche, verhaltens- und haltungsbedingte und nicht zuletzt auch psychische Faktoren.

Neben dem verbreiteten Bewegungsmangel spielen einseitige Belastungen und schlechte Haltungen bei vielen Tätigkeiten eine wichtige Rolle. In den letzten Jahren wurde außerdem immer deutlicher, dass die Psyche einen erheblichen Einfluss auf das Entstehen und Abklingen chronischer Rückenschmerzen hat. Schon dabei wird klar, dass Rückenschmerzen nicht auf einem Weg allein zu behandeln sind.

Rückenschmerz und Stress zwei gute Bekannte[1]

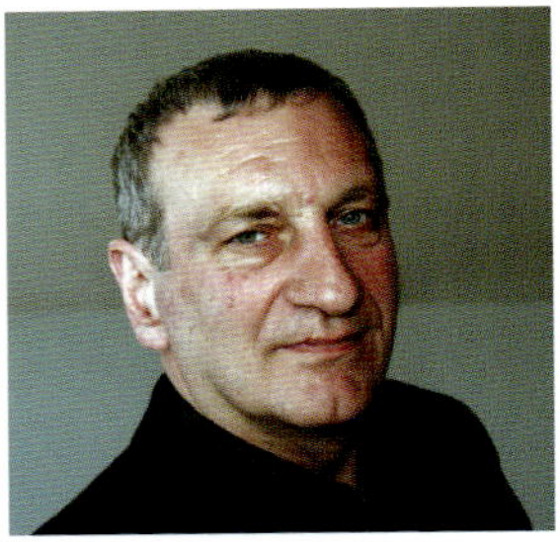

Dipl.-Psych. Fredi Lang
Master Public Health

Berufsverband Deutscher Psychologinnen und Psychologen e. V.

„Ich glaube, ich bekomme einen Schlag ins Kreuz! Mir wird ganz flau. Ich fühle mich so steif und schlapp!" Ohne sichtbare mechanische Gefährdungen können Belastungen so schwer sein, dass wir plötzlich mit Rückenschmerzen, Herz-Kreislaufproblemen, Hörbeschwerden oder beispielsweise mit Magen-Darm-Problematiken reagieren. Die Ursachen liegen in einem weitgehend unsichtbaren Bereich, im Psychischen. Eine Treppe kann durch eine Laufstange gesichert, ein Arbeitsstuhl auf die Körpermaße eingestellt, ein Bett zonenweise verstellt werden. Die Veränderung einer Organisation, von eingefahrenen Abläufen und Gewohnheiten und die Stärkung individueller Bewältigungskompetenzen und Ressourcen erfordern ganz andere Strategien.

Es geht um psychische Belastungen und damit verbundene körperliche Reaktionen, z. B. bei andauernder Überforderung. Rückenbeschwerden sind eine sehr häufige Belastungsreaktion und Warnzeichen zugleich. Dauerhafte Überforderung und geringe Handlungsspielräume oder geringe Akzeptanz und Wertschätzung bringen jeden aus dem Gleichgewicht. Gleichzeitig können die wachsenden psychischen Anstrengungen, die gern mit Stress bezeichnet werden, den Eindruck vermitteln, zunehmend weniger für die Anforderungen der Arbeit und andere Umstände des Lebens gewappnet zu sein. Wenn ein Mensch ausgeglichen ist und sich seinen Aufgaben gewachsen fühlt, empfindet er unspezifische Rückenbeschwerden entweder gar nicht, als wesentlich weniger problematisch oder sie gehen wesentlich rascher vorüber.

---

[1] Rückenschmerz und Stress / Fit im Job / Fit fürs Leben? - Quelle: Dipl. Psych. Fredi Lang, Berufsverband deutscher Psychologinnen und Psychologen.

Menschen, die angeben unter Stress zu stehen, haben wesentlich höhere körperliche Beschwerden.

Das Besondere am Thema psychische Gesundheit: Sind Rückenbeschwerden aufgrund vielfältiger Ursachen entstanden und nicht auf ein einmaliges Ereignis zurückzuführen, sollte der psychischen Verfassung Aufmerksamkeit geschenkt werden. Körperliches und psychisches Wohlbefinden gehören zusammen und wirken aufeinander.

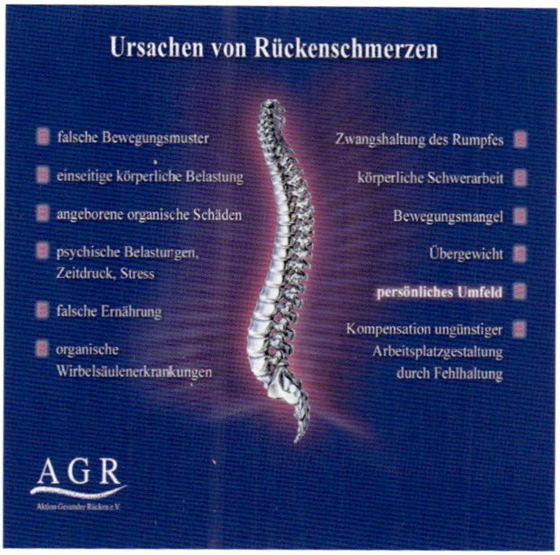

Trotz der Erfolge der Rückenpioniere, unter anderem der Integration ergonomischer Verhältnisprävention in die Arbeitswelt, zeigen die gesicherten Erkenntnisse und die Krankheitsartenstatistik in Deutschland, dass Beschwerden aufgrund psychischer Belastungen und deren Wechselwirkung mit physischen Beschwerden zunehmen. Im Job hilft der ergonomische Stuhl allein nicht, um dauerhafte Prävention zu betreiben. Ist beispielsweise das Arbeitsklima schlecht, fehlen Rückmeldungen zur getanenen Arbeit, sind die Qualifizierungsmöglichkeiten eingeschränkt, können unspezifische Rückenschmerzen symptomatische Folgen sein.

Fit im Job von Kopf bis Fuß

Zur Vermeidung und Verringerung psychisch bedingter Beschwerden und nachfolgender Erkrankungen bei der Arbeit zählen insbesondere auch Maßnahmen der persönlichkeits- und gesundheitsförderlichen Arbeitsgestaltung. Belastungen und Ressourcen müssen in ausgewogenem Verhältnis zueinander stehen.

Die erfolgversprechenden Elemente auf der betrieblichen Ebene sind unter anderem:

- schaffen angemessener Arbeitsinhalte und Arbeitsmengen
- ermöglichen zeitlicher Handlungsspielräume
- anbieten von Möglichkeiten zur Qualifikation und Weiterentwicklung
- ein gutes Betriebsklima pflegen, beispielsweise auch durch vorbildliches Verhalten von Vorgesetzten
- eindeutige Führungsstrukturen festlegen Verbindlichkeiten/ Befugnisse
- Wirkungskontrollen durchführen und Maßnahmen durch Vorgesetzte verfolgen

Zusätzlich zur Verringerung betrieblicher Belastungen ist die individuelle Stärkung der Bewältigungskompetenzen und die Entwicklung nachhaltiger Lebensführungsstrategien zur Erhaltung gesundheitlicher Ressourcen wichtig. Auch hier sind die Themen und Unterstützungskonzepte vielschichtig: Umgang mit Stress und eigenen Ansprüchen, Belastungs- und Zeitmanagement, Vereinbarkeit Familie und Beruf, dauerhafte Verhaltensänderungen zur verbesserten eigenen Ressourcenförderung, etwa im Kontext von Entspannung, der Integration von mehr Bewegung etc.

Fit fürs Leben? Nicht verzagen, Fachmann fragen!

Nicht ohne Grund beschäftigen sich Spezialisten mit den vielfältigen Facetten psychischer Gesundheit und der Prävention von Beschwerden und Störungen. Die jeweils effektiven Lösungen für die unterschiedlichen und komplexen Zusammenhänge liegen nicht einfach auf der Hand. Vielmehr ist eine psychologisch kompetente Beratung und gemeinsame Klärung der individuellen Konstellation erforderlich, um maßgeschneiderte Lösungswege zu entwickeln.

Wenn das Gefühl von hoher Beanspruchung alltäglich wird und Rückenbeschwerden trotz eigener Bemühungen weiterhin auftreten, kann ein Gespräch der erste Schritt sein.

Die Aktion Gesunder Rücken (AGR) e. V. kooperiert seit 2008 mit dem Berufsverband Deutscher Psychologinnen und Psychologen e. V. Es wird empfohlen, sich bei Bedarf nur an psychologisch vertieft ausgebildete Fachleute, das heißt, Diplom-Psychologen und gleichwertige Psychologieabschlüsse, zu wenden[1].

[1] Online Register von spezialisierten Psychologen (z. B. Gesundheitspsychologie, Stressbewältigung, Entspannung, Coaching) finden Sie im Internet unter: http://www.bdp-verband.de/service/anbieter.shtml

Viele Ursachen erfordern verschiedene Maßnahmen

Neben medizinischen Maßnahmen ist ein gezieltes Bewegungstraining zu empfehlen. Es hat jedoch nur dann Erfolg, wenn es regelmäßig durchgeführt wird. Ratsam ist weiter das Erlernen von ausgeglichenen Alltagshaltungen bei vielen Tätigkeiten in der so genannten „Neuen Rückenschule“[1]. Das Konzept der „Neuen Rückenschule“ bezieht als zentrale Weiterentwicklung neben körperlichen auch mentale Aspekte verstärkt mit ein. Ziel ist es, durch einen ganzheitlichen, bio-psycho-sozialen Ansatz den Umgang der Kursteilnehmer mit Rückenschmerzen zu verändern und ihnen den angemessenen Umgang mit Schmerzen zu vermitteln. Innerhalb der Kursdurchführung lernen die Teilnehmer der „Neuen Rückenschule“, dass Rückenschmerzen in den meisten Fällen nichts Dramatisches sind und nur in den seltensten Fällen ernsthafte Erkrankungen nach sich ziehen.

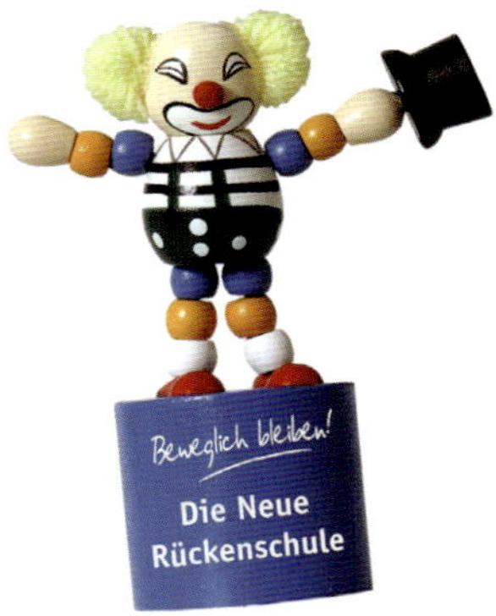

Wie ein Schnupfen, der einen immer mal wieder erwischt, so ist auch der Rückenschmerz nichts Ungewöhnliches. Weitere wichtige Elemente der „Neuen Rückenschule“ sind das Hinführen zu regelmäßiger körperlicher Aktivität im Alltag sowie das Erlernen von Stressbewältigungsstrategien.

Zudem wird den Teilnehmern vermittelt, wie sie ihr persönliches Umfeld – sowohl am Arbeitsplatz als auch zu Hause – rückenfreundlich gestalten können. Denn durch Alltagsgegenstände, die den medi-

[1] siehe www.kddr.de

zinischen Anforderungen an eine rückengerechte Verhaltensweise entsprechen, kann Rückenschmerzen vorgebeugt und können bestehende Beschwerden gelindert werden.

Ergänzt durch das Erlernen von psychischen Entspannungstechniken, z. B. Autogenes Training oder Yoga, beugt man Rückenbeschwerden auf sinnvolle Weise vor. Hilfreich sind ebenfalls therapeutische Maßnahmen, wie z. B. Krankengymnastik und medizinische Trainingstherapie.

Für alle selbstgewählten sportlichen Aktivitäten, wie z. B. Rad fahren, Joggen, Nordic Walking usw. gilt: Sie müssen Spaß machen und Freude bringen. „Verkrampft" joggen, sich um der Gesundheit willen quälen, schadet eher als das es nutzt. Also, den Spaßfaktor nicht vergessen!

Bei länger anhaltenden oder wiederkehrenden Rückenschmerzen sollte, bevor man eigenständig irgendwelche Maßnahmen ergreift, wie z. B. ins nächste Fitnessstudio zu gehen, unbedingt der Arzt konsultiert wird. Die vielfältigen möglichen Ursachen von Rückenschmerzen, vom Bandscheibenvorfall bis hin zu Magenproblemen, müssen zunächst diagnostisch eindeutig geklärt werden. Erst aus einer solchen ärztlichen Diagnose lassen sich die für den jeweiligen Patienten sinnvollen und richtigen Maßnahmen ableiten. Dabei sollten die Aktivitäten möglichst breit angelegt werden. Denn aktuelle wissenschaftliche Studien haben übereinstimmend die Empfehlung, den vielfältigen Ursachen von Rückenschmerzen mit vielfältigen Maßnahmen entgegenzutreten.

Unser Ziel: Der rückengerechte 24-Stunden-Tag

In der Medizin und Therapie wurden bisher schwerpunktmäßig so genannte verhaltenspräventive Ziele, wie Rückengymnastik und Rückenschule, verfolgt. Die ergänzende Verhältnisprävention, d. h., die Nutzung von Alltagsprodukten, die nach ergonomischen Gesichtspunkten gestaltet sind, wurde früher meistens vernachlässigt, gewinnt jedoch an permanent steigender Bedeutung. Beide, Verhaltens- und Verhältnisprävention, sind jedoch unabdingbar miteinander verbunden, denn nur so lässt sich ein wirksam präventives Verhalten praktisch umsetzen. Die Verhältnisprävention ist somit ein entscheidender Faktor und wichtiges Modul für erfolgreiche präventive und therapeutische Arbeit.

Leider werden die normalen Alltagsgegenstände des täglichen Wohn-, Arbeits- und Freizeitumfeldes zu selten unter dem Aspekt der Rückengesundheit und Rückenfreundlichkeit betrachtet. Auch in der ärztlichen und therapeutischen Aus- und Weiterbildung spielt das so wichtige Thema „Verhältnisprävention" immer noch eine untergeordnete Rolle. Doch ein Umdenken ist hier unter Fachleuten im vollen Gange. So ist das Thema in der heutigen „Neuen Rückenschule" stark vertreten. Ergänzend bietet die Aktion Gesunder Rücken (AGR) e. V., mit großer Resonanz, Ärzten und Therapeuten eine qualifizierte Weiterbildung zum „Referenten für rückengerechte Verhältnisprävention" an.

Bei einer großangelegten Befragung unter 1.000 Orthopäden – dem AGR Rücken Konsilium – sahen 90 % der befragten Mediziner die Bereitschaft zur Nutzung rückengerechter Produkte als entscheidenden Erfolgsfaktor bei ihrer Therapie an. 96 % empfehlen deshalb gezielt die Anschaffung solcher Produkte, vor allem dann, wenn diese entsprechend überprüft und ausgezeichnet sind, wie z. B. mit dem AGR-Gütesiegel.

Die Aktion Gesunder Rücken (AGR) e. V. begleitet den 24-Stunden-Tag des Menschen mit fundierten Tipps für den rückengerechten Alltag. Aus interdisziplinär erarbeitetem medizinischen Fachwissen entstehen qualifizierte verhältnispräventive Empfehlungen, die einen wichtigen Baustein aller präventiven und therapeutischen Maßnahmen bilden.

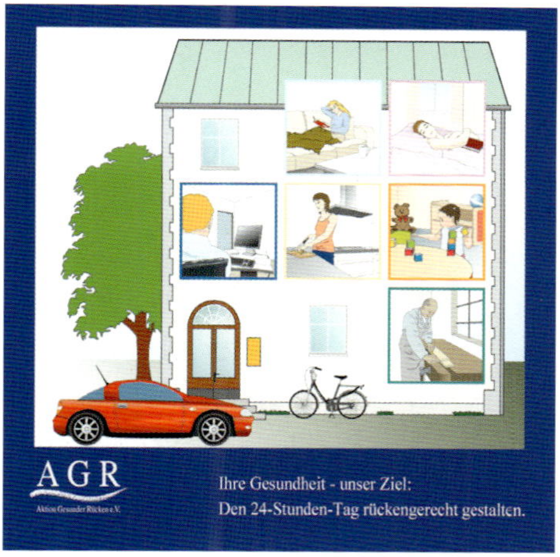
AGR
Ihre Gesundheit - unser Ziel:
Den 24-Stunden-Tag rückengerecht gestalten.

Grundsätzlich gilt, dass sich ergonomisch sinnvolle Produkte den Bedürfnissen und unterschiedlichen Körpermaßen der Menschen möglichst individuell anpassen lassen müssen. Die Alternative ist das „maßgeschneiderte" Produkt, zugeschnitten auf die jeweiligen Bedürfnisse des Benutzers.

Hier setzt „Der Ergonomie-Ratgeber" an. Er ist in dieser Form einzigartig, geschätzt von Medizinern und Ergonomen. Er ist ein seriöser Wegweiser für Menschen mit Rückenproblemen! Die Inhalte sind von anerkannten medizinischen Experten aus unterschiedlichen Fachrichtungen gemeinsam entwickelt worden.

Das beste ergonomische Produkt nutzt jedoch kaum, wenn die von der Rückenproblematik betroffene Person nicht das eigene, rückenfeindliche Verhalten ändert und sich beispielsweise deutlich mehr bewegt, als bisher.

Verbreitung von Rückenschmerzen

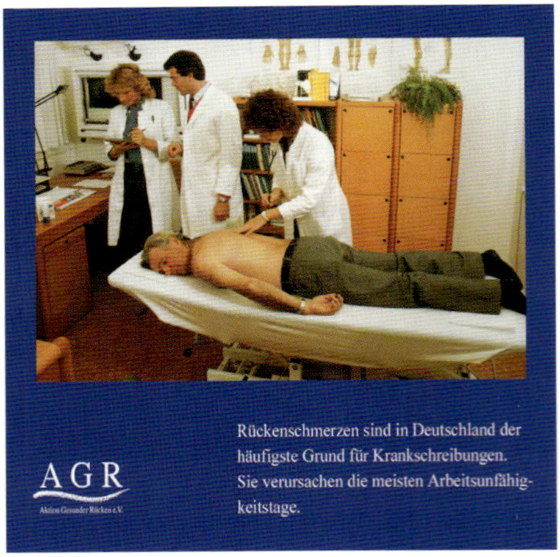

Rückenschmerzen verursachen heute nach den aktuellen Statistiken der Betriebskrankenkassen, noch vor den Krankheiten des Atmungssystem (Erkältungen etc.), die meisten Arbeitsunfähigkeitstage.

Bei Rückenschmerzen ist die Krankheitszeit im Verhältnis zu vielen anderen Beschwerden relativ lang. Rund ein Drittel aller Krankheitstage entfallen auf Muskel- und Skelettkrankheiten (26,4 % laut BKK Gesundheitsreport 2008). Entsprechend hoch sind auch die Krankenhauseinweisungen. Bei den Anträgen auf medizinische Rehabilitation bezieht sich mehr als die Hälfte der Bewilligungen auf Erkrankungen des Bewegungsapparates. Kein Wunder, dass beträchtliche Summen, Zigmilliarden Euro jährlich in Deutschland, für diese Krankheiten aufgewendet werden müssen.

Auch bei unseren deutschsprachigen Nachbarländern, der Schweiz und Österreich, herrscht eine vergleichbare Situation hinsichtlich der Rehabilitationskosten und der rückenbedingten Krankenstände.

Beachtet werden müssen unbedingt auch die psychischen Erkrankungen. Deren Anstieg setzt sich in den letzten Jahren ununterbrochen fort. Sie gelten heute immer öfter als mitverantwortlich für Rückenprobleme.

Wirbelsäule: Ein feinmechanisches, aber sehr empfindliches, Wunderwerk

Die Wirbelsäule besteht aus über 30 verschieden geformten Knochen, sie wird unterteilt in die Hals-, Brust- und Lendenwirbelsäule.

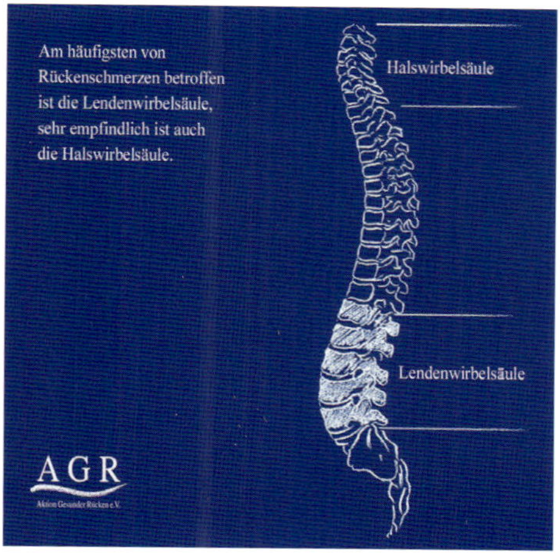

Die ersten 24 Wirbel sind beweglich, darauf folgen 5 verwachsene Wirbel im Kreuzbein. Am unteren Ende befinden sich noch 3 bis 5 teils verwachsene, teils bewegliche Wirbel im Steißbein.

Die Wirbelsäule ist nicht starr, sondern in viele Richtungen beweglich. Daher können wir laufen, tragen, hocken, heben, uns drehen und beugen. Die zwischen den Wirbeln eingelagerten Bandscheiben ermöglichen diese Bewegungen.

Die häufigste Ursache von Rückenschmerzen ist ein schlechter Zustand der Muskulatur. Aber oft sind auch die Bandscheiben der Grund für ernsthafte Beschwerden. In solchen Fällen ist es unbedingt erforderlich, den Arzt zur exakten Diagnose zu konsultieren!

Die Muskulatur: Ausdrucksorgan des Schmerzes

Um die Wirbelsäule in ihrer Form zu halten, brauchen wir eine kräftige Muskulatur. Sie ist für die Haltung und kontrollierte Bewegung verantwortlich, dient aber auch als Schutzschild vor Fehlhaltung und Überbeanspruchung. Bei entsprechender Pflege und Förderung kann sie vor negativen Auswirkungen schützen.

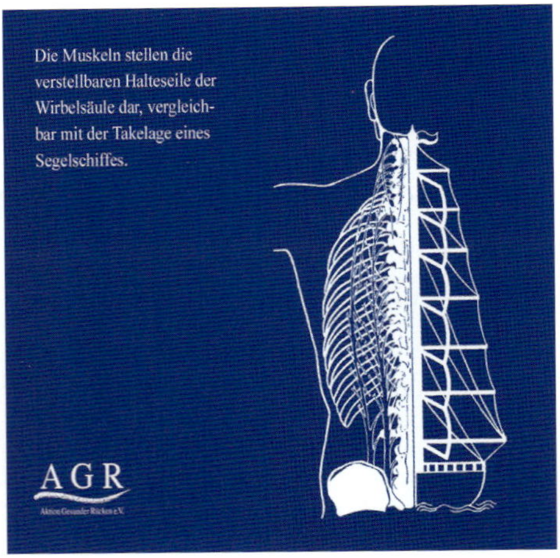
Die Muskeln stellen die verstellbaren Halteseile der Wirbelsäule dar, vergleichbar mit der Takelage eines Segelschiffes.
AGR

Bei der Rückenmuskulatur verspannt eine Vielzahl von Muskeln die Wirbelsäule, vergleichbar mit der Takelage eines Segelschiffes. Die tiefer gelegenen Muskeln der Wirbelsäule dienen ihrer Stützung und tragen somit zur Haltung bei. Je weiter die Muskeln weg vom Rumpf sind, umso mehr dienen sie der Dynamik und weniger der Statik. Von den Rückenmarksegmenten werden die Muskeln über Nervenfasern versorgt. Kräftige Bauchmuskeln sind als Gegenspieler unabdingbar.

Hauptproblem für die Wirbelsäule: Der aufrechte Gang

Die ideale Wirbelsäule gibt es fast nie. Kleinere und größere Abweichungen können angeboren sein, sind aber viel häufiger erworben.

Der aufrechte Gang des Menschen bewirkt hohe Belastungen für den Rumpf, die Wirbel und Muskeln. Veränderungen entstehen, z. B. infolge von Schwächen oder Überforderungen des Muskel-Skelettsystems durch unausgeglichene Haltungen.

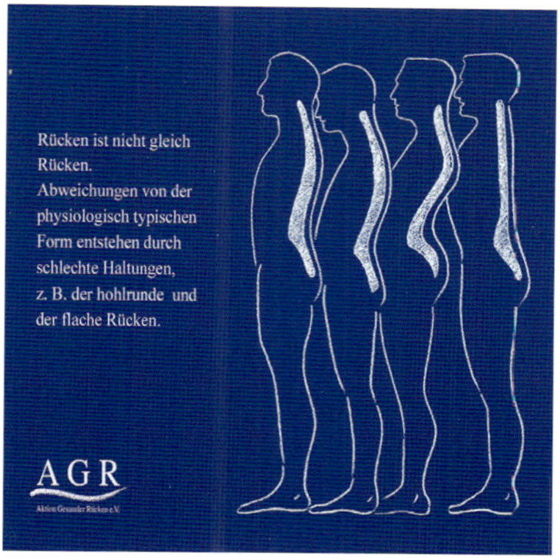

Oft beginnen Haltungsfehler schon im frühen Säuglingsalter. Wir sollten daher von Anfang an unseren Kindern die beste Lagerung verschaffen, die möglich ist. Im Kindesalter beschleunigen mangelnde Bewegung, ungeeignete Liege- und Sitzmöbel sowie schlechte Körperhaltungen die Entwicklung von Haltungsschwächen. Dazu gehören der flache Rücken mit einer kaum gekrümmten Wirbelsäule oder das Hohlkreuz mit übermäßigen Krümmungen. Leider gehören Haltungsfehler bei vielen Kindern heute zum „gewohnten" Bild.

Nicht jede kleine Veränderung verursacht Beschwerden. Viele können zwar bis ins Erwachsenenalter kompensiert werden. Aber das verursacht neue Belastungen für weniger beanspruchte Wirbel und Muskeln. Irgendwann sind die Reserven für die Kompensation erschöpft. Dann sind Rückenbeschwerden unausweichlich und werden eventuell chronisch.

Nur gesunde Bandscheiben können die täglichen Belastungen auffangen

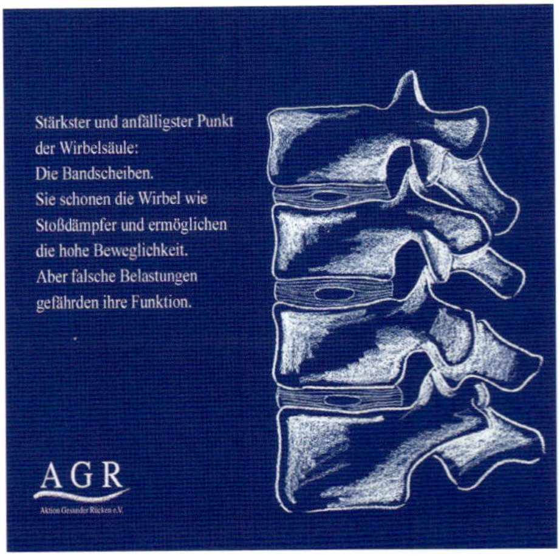

Die Bandscheibe wirkt für je zwei Wirbelkörper wie ein Stoßdämpfer. Sie besteht aus dem äußeren Bandscheibenring (Anulus fibrosus), dessen Schicht aus starkem, faserigen Knorpel sehr stark belastbar ist. Im Inneren befindet sich der halbflüssige, bewegliche Gallertkern. Er ermöglicht die große Beweglichkeit der Wirbelsäule nach allen Seiten.

Gesunde Bandscheiben sind bei richtiger Bewegung außerordentlich belastungs- und widerstandsfähig. Sie fangen eine Fülle von täglichen Druckbelastungen und Stößen bei allen möglichen Bewegungen und Haltungen ab. Gleich ob beim Gehen, Stehen, Springen, Tanzen, Sitzen oder bei allen Arbeitshaltungen, immer wirken zum Teil massive Druckkräfte auf die Bandscheiben ein.

Werden sie jedoch zu stark oder falsch belastet, so sinkt ihre Fähigkeit, diese Belastungen aufzufangen und auszugleichen. Kräfte, die von den Bandscheiben nicht mehr kompensiert werden können, wirken dann viel stärker auf die Wirbelgelenke ein. Werden diese auf die Dauer stärker als notwendig belastet, wird die Entwicklung von Rückenbeschwerden begünstigt oder beschleunigt.

Ohne regelmäßige Entlastung können sich die Bandscheiben nicht ernähren

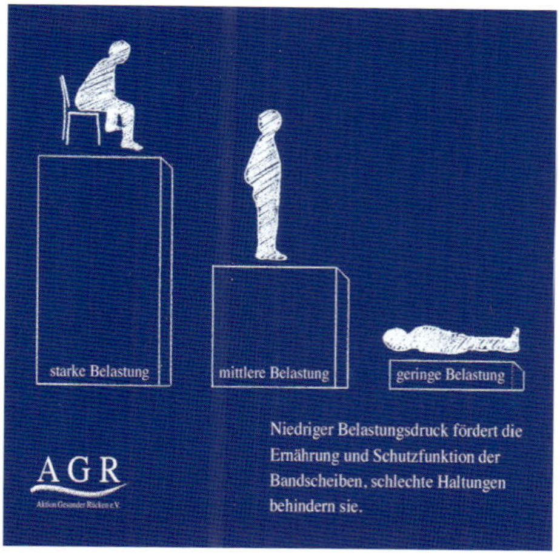

Die Bandscheibe, ein flüssigkeitsgefüllter Faserring, wird durch Diffusion, eine Art „Durchsaftung“, ernährt. Das funktioniert ähnlich wie bei einem Schwamm, der auf Druck aufgesogenes Wasser abgibt und sich bei Druckentlastung wieder voll saugt. Die Bandscheiben brauchen u. a. Zucker, Eiweiß und Salze, um ihre Ernährung zu sichern.

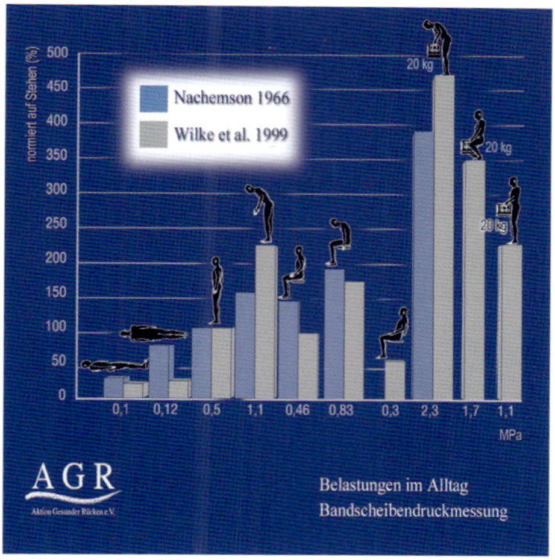

Der ständige und ausgeglichene Wechsel zwischen Be- und Entlastung spielt bei diesem Prozess eine wesentliche Rolle. Bei hohem Druck auf die Bandscheiben werden Flüssigkeit und Stoffwechselschlacken herausgepresst. Bei geringem Druck werden Flüssigkeit und Nährstoffe aufgenommen. Am niedrigsten ist er im Liegen, daher ist der Schlaf bzw. eine optimale Körperlagerung für die Ernährung der Bandscheiben so wichtig.

Ideal ist ein Gleichgewicht zwischen der Zufuhr von frischen Nährstoffen und dem Abtransport verbrauchter Stoffe. Werden die Bandscheiben nicht ausreichend versorgt, verlieren sie an Wassergehalt und Volumen, was ihre mechanischen Eigenschaften mindert. Nehmen Belastungen durch ungünstige und lang andauernde Haltungen überhand, wird die Ernährung der Bandscheiben empfindlich gestört und, je mehr Druck entsteht, stark behindert. Wiederholter Belastungswechsel, gute Haltungen und das richtige Sitzen und Liegen ermöglichen es den Bandscheiben, sich ausreichend zu regenerieren.

Fehlbelastungen beschleunigen das Altern der Bandscheiben

Haben sich die Bandscheiben nachts von den Tagesbelastungen erholt, so sind sie morgens voluminöser als abends. Daher ist der Mensch am Morgen etwas größer als am Abend.

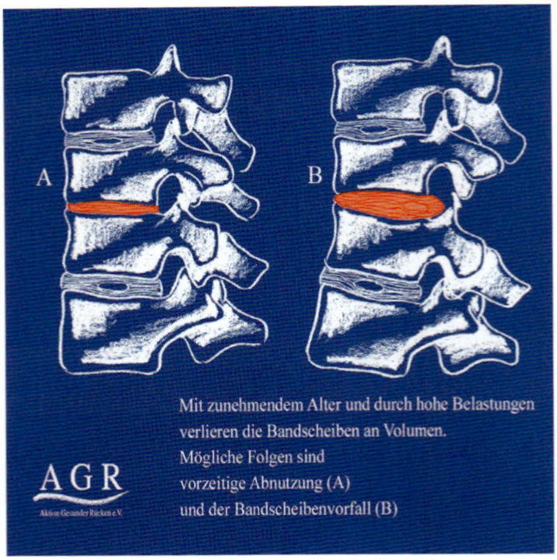

Mit zunehmendem Alter sinkt die Fähigkeit der Bandscheiben, ausreichende Mengen an Nährflüssigkeiten aufzunehmen und sich zu regenerieren.

Dieser Prozess setzt etwa nach dem 30. Lebensjahr ein. Dabei verlieren die Bandscheiben im Laufe der Jahre langsam an Volumen. Die vielen täglichen Stoß- und Druckbelastungen können nicht mehr so gut aufgefangen werden.

Dieser Prozess verstärkt sich, wenn die Bandscheiben durch zu große Druckkräfte ständig belastet werden, ohne sich ausreichend regenerieren zu können. Ungünstige Bewegungen, z. B. Drehungen oder Biegungen, führen dann leicht zu Verletzungen der Bandscheiben. Dabei reißt der Faserring der Bandscheibe ein, und das im Kern befindliche Gel tritt aus. Dieser so genannte Bandscheibenvorfall, kann je nach Schweregrad und Position unmerklich bis äußerst schmerzhaft verlaufen, sogar Lähmungserscheinungen (z. B. in den Gliedmaßen) und andere Probleme verursachen. Der im Volksmund so genannte „Hexenschuss", der ebenfalls starke Schmerzen auslöst und sogar zu einer gewissen Bewegungsunfähigkeit führen kann, ist durch extrem starke Muskelverspannung (dem so genannten Hartspann) verursacht.

Die Haltung der Wirbelsäule bestimmt den Grad ihrer Belastung

Wir verbringen immer mehr Zeit im Sitzen, ob auf der Arbeit oder in der Freizeit. Dabei ahnen wir oft nicht, wie sehr wir unsere Wirbelsäule belasten. Bei allen Haltungen, im Stehen, Gehen, Sitzen und Arbeiten, wirken Druckkräfte auf die Wirbelsäule ein. Oft verstärken wir sie durch ungünstige Haltungen, etwa, wenn wir einen Gegenstand vom Boden aufheben. Meist bückt man sich mit dem ganzen Oberkörper nach vorn, wobei massive Kräfte auf die Wirbelsäule einwirken. Dabei geht das Aufheben eines Gegenstandes leichter und „ökonomischer". Man geht dazu in die Hocke und hält den Rücken und die Wirbelsäule relativ gerade. Das gilt auch für alle anderen Haltungen. Bleibt die Wirbelsäule so aufrecht wie möglich, verringern sich Kräfte und Druckbelastungen.

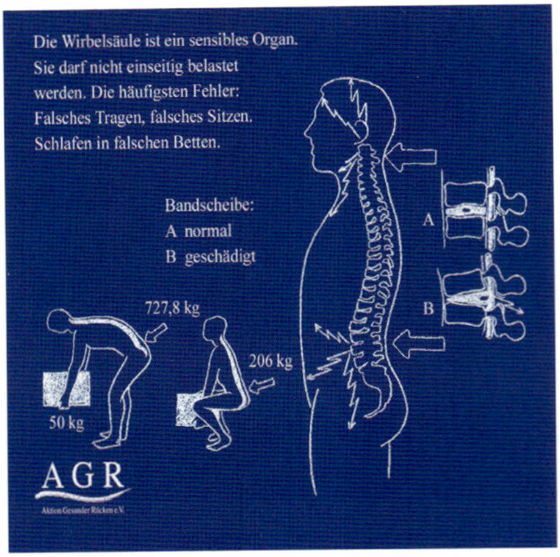

Was selbstverständlich sein sollte, lernen wir oft nicht oder erst spät. Das gilt auch für „richtige" Haltungen. Bewegungsschulungen, wie sie die Rückenschule anbietet, tragen dazu bei, falsche Haltungen zu vermeiden. Dabei kommt es dogmatisch nicht nur auf die aufrechte Wirbelsäule an. Es geht vielmehr darum, wieder ein Gefühl für Be- und Entlastungen und dynamisch wechselnde und ausgeglichene Haltungen zu entwickeln.

Neben den physischen Belastungen und Ursachen müssen wir aber auch unbedingt weitere negative Faktoren beachten, die vielfach zumindest mitverantwortlich für Rückenprobleme sind. Dazu zählen beispielsweise falsche Ernährung, Übergewicht und nicht zuletzt psychische Belastung, wie permanenter Zeitdruck, persönliche Überforderung beruflicher und privater Art, also negativer Stress. Je mehr belastende Faktoren wir ausschalten können, desto erfolgreicher kann die Rückenproblematik bekämpft werden. Hier ist qualifizierte Diagnostik und umfassende Therapie ärztlicher und therapeutischer Spezialisten unbedingt erforderlich.

Strahlenfreie Rückenvermessung unterstützt Diagnostik und Therapie

Um den genauen Ort des Schmerzes zu finden, empfiehlt es sich, die Wirbelsäule genauestens zu untersuchen und nach Fehlstellungen oder Abweichungen zur Norm zu suchen.

Wichtig dabei ist, dass die Wirbelsäule nicht nur in der aufrechten Haltung untersucht wird, sondern in der Flexion und Extension (Beugung). Nur so ist dann für den Spezialisten eine gezielte Analyse der Beweglichkeit jedes einzelnen Wirbelsegmentes feststellbar. Denn, wer sich mit gestreckten Beinen nach unten beugt und mit den Fingerspitzen den Boden berühren kann, hat noch lange nicht eine gute Flexion in der Wirbelsäule. Nicht selten kommt diese Beweglichkeit aus den Hüftgelenken und wird trügerischer Weise dem Rücken zugeschrieben. Eine Fehldiagnose, die zu einer nicht optimalen Behandlung führen kann.

Eine Wirbelsäulenvermessung sollte strahlenfrei und ohne Nebenwirkungen durchführbar sein. Eine genaue Dokumentation der Messergebnisse hilft bei einer Messwiederholung – z. B. nach einem Physiotherapie Besuch – um den Behandlungsfortschritt festhalten zu können. Kurzum, eine strahlenlose, schmerzfreie, dokumentierbare Vermessung der Wirbelsäule, welche in wenigen Minuten gemacht ist, kann den Therapieerfolg maßgeblich beeinflussen.

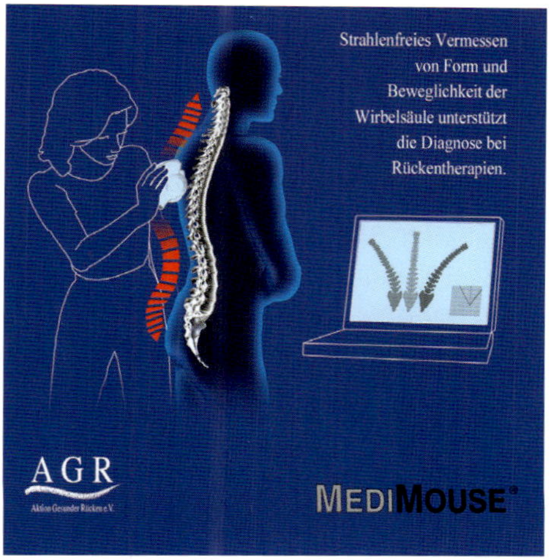

Gemeinsam gegen Rückenschmerzen

Die vielschichtigen Ursachen von Rückenschmerzen verlangen einen ebenso vielschichtigen Lösungsansatz! Lösungsansätze wiederum entstehen aus dem fachspezifischen Wissen einer Allianz der verschiedenen Berufsgruppen und deren Fachverbänden, die sich thematisch mit dem Problem „Rückenschmerzen“ beschäftigen.

Also gemeinsam, multidisziplinär und umfassend erarbeitete Hilfestellung für mehr Gesundheit, durch qualifizierte Kooperationen. § 2 unserer Satzung drückt die Kernidee wie folgt aus: „Vereinszweck ist die Förderung der Forschung über die Vermeidung von Rückenschmerzen und die Verbreitung der Erkenntnisse aus diesen Forschungsbestrebungen mit dem Ziel, damit einen Beitrag zur Bekämpfung des Volksleidens Rückenschmerzen zu leisten.“

Dieser Paragraph ist uns Verpflichtung. Viele namhafte medizinische Fachverbände unterstützen und begleiten diese Arbeit mit ihrer wissenschaftlichen Kompetenz. Wir danken folgenden Verbänden und ihren über 150.000 Mitgliedern:

- BVOU - Berufsverband der Fachärzte für Orthopädie und Unfallchirurgie e. V.
- BDP - Berufsverband Deutscher Psychologinnen und Psychologen e. V.
- BGB - Berufsverband für Gymnastik und Bewegung Schweiz
- BÖPMR - Berufsverband Österreichischer Fachärzte für Physikalische Medizin und Rehabilitation
- BAG - Bundesarbeitsgemeinschaft für Haltungs- und Bewegungsförderung e. V.
- BdR - Bundesverband der deutschen Rückenschulen e. V.
- BBGS - Bundesverband staatlich anerkannter Berufsfachschulen für Gymnastik und Sport
- bvgp - Bundesvereinigung Prävention und Gesundheitsförderung e. V.

- DAGS - Deutsche Akademie für Gesundheit und Schlaf
- DGOOC - Deutsche Gesellschaft für Orthopädie und Orthopädische Chirurgie e. V. - Sektion Wirbelsäule
- DGVP - Deutsche Gesellschaft für Versicherte und Patienten e. V.
- DTB - Deutscher Turner-Bund e. V.
- DVE - Deutscher Verband der Ergotherapeuten e. V.
- DVMB - Deutsche Vereinigung Morbus Bechterew e. V.
- DWI - Deutsches Walking-Institut e. V.
- DGymB - Berufsverband staatlich geprüfter Gymnastiklehrerinnen und -lehrer - Deutscher Gymnastikbund e. V.
- Deutscher Kassenarztverband e. V.
- DVGS - Deutscher Verband für Gesundheitssport und Sporttherapie e. V.
- Forum: Gesunder Rücken - besser leben e. V.
- FPZ: Deutschland den Rücken stärken
- GfPO - Gesellschaft für Prophylaktische Orthopädie e. V.
- IFK - Bundesverband Selbstständiger Physiotherapeuten e. V.
- McKenzie Institut Deutschland/Schweiz/Österreich e. V.
- NAS - Norddeutsche Arbeitsgemeinschaft Sportmedizin und Sportphysiotherapie e. V.
- Physio Netzwerk GmbH
- Seminar Wirbelsäule - Rückenschule - Schmerztherapie
- sgep - Schweizerische Gemeinschaft für erweiterte Physiotherapie
- VDBW - Verband Deutscher Betriebs- und Werksärzte e. V.
- Berufsverband deutscher Arbeitsmediziner
- VTF - Verband für Turnen und Freizeit e. V.
- VPT - Verband Physikalische Therapie Vereinigung für die physiotherapeutischen Berufe e. V.
- Wirbelsäulenliga e. V.

Darüber hinaus besteht eine enge Zusammenarbeit mit der „Konföderation der deutschen Rückenschulen (KddR)“, einem Verbund der wichtigsten deutschen Rückenschulverbände.

Achten Sie auf dieses Zeichen: Geprüft & empfohlen

Einkaufen ist Vertrauenssache. In Zeiten in denen der Verbraucher beim Bettenkauf zwischen hunderten verschiedener Matratzen, zig so genannter Gesundheitsstühle und Gesundheitsschuhen, unzähliger angeblich optimaler Trainingsgeräte etc. wählen kann, steht so mancher ratlos im Geschäft. Diverse Produkthinweise, wie z. B. „orthopädisch", „ergonomisch" sind oftmals nur Täuschung und stiften zusätzliche Verwirrung. Um den Verbraucher sicher durch den „Produktdschungel" zu lotsen, gibt es inzwischen für fast alle Bereiche so genannte Güte- und Prüfsiegel. Diese versprechen dem Käufer eine besonders hohe Qualität des Produkts oder sollen beispielsweise eine schadstofffreie Herstellung des Produkts garantieren und die Kaufentscheidung erleichtern.

„ÖKO-TEST" hat zahlreiche Gütesiegel auf ihre Richtlinien hin überprüft und ist dabei zum Teil zu erschreckenden Ergebnissen gekommen: So sind viele Siegel schlicht und einfach Herstellerhinweise, die weder einer unabhängigen „Prüfung" unterzogen werden noch ein Qualitätsmerkmal darstellen. Vorbildlich dagegen das Gütesiegel „AGR Geprüft & empfohlen" der Aktion Gesunder Rücken (AGR) e. V. Es schneidet mit dem Gesamturteil **„sehr gut"** ab.

Geprüft und empfohlen werden rückengerechte Produkte. In Zusammenarbeit von Aktion Gesunder Rücken (AGR) e. V., Bundesverband der deutschen Rückenschulen (BdR) e. V. und Forum: Gesunder Rücken - besser leben e. V., wird eine neutrale Produktprüfung durch unabhängige Fachleute garantiert. Das gibt die erforderliche seriöse Entscheidungssicherheit für ein wirklich rückengerechtes Produkt.

Das AGR-Gütesiegel dient deshalb Verbrauchern beim Kauf von ergonomischen Alltagshilfen, wie beispielsweise Büromöbel, Autositze, Betten, Polstermöbel, Schuhe, Fahrräder etc. als kompetente Orientierungshilfe, genau wie bei Trainingsgeräten.

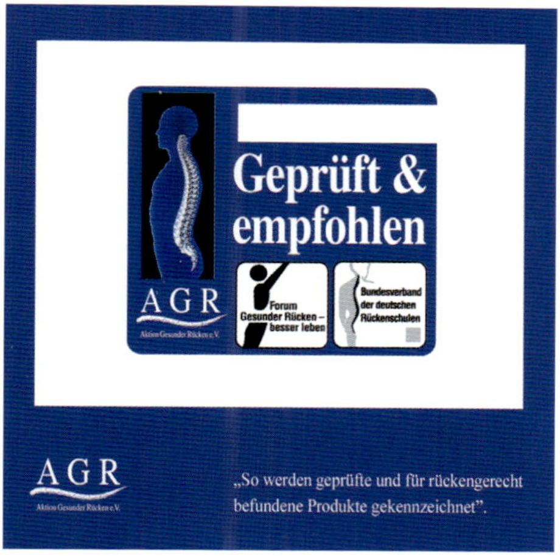

Alle Prüfungskriterien werden in regelmäßigen Intervallen erneut überarbeitet und auf ihre medizinisch fachliche Aktualität überprüft. Das führt dazu, dass diese Kriterien immer den neuesten Anforderungen genügen, denen der jeweilige Hersteller sein Produkt immer wieder neu anpassen muss. Tut er das nicht, so hat das die ernste Folge, dass dem Hersteller das AGR-Gütesiegel entzogen wird.

Zusätzlich zu den heute bereits empfohlenen Alltagshilfen werden auch zukünftig weitere rückengerechte Produkte geprüft und vorgestellt mit dem Ziel, den 24-Stunden-Tag des Menschen mit Empfehlungen für den rückengerechten Alltag zu begleiten. Also, Verhältnisprävention durch fachgerechte unabhängige Beurteilung normaler Alltagshilfen und Nutzungsgegenstände.

Auf den Seiten 220 ff. finden Sie eine Aufstellung aller derzeit mit dem AGR-Gütesiegel ausgezeichneten Produkte. Sie dienen als sehr gute, rückengerechte Beispiele für den jeweiligen Produktbereich.

Für alle geprüften Produkte gilt:

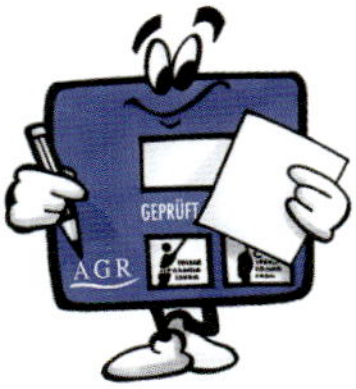

Um das AGR-Gütesiegel zu erlangen, mussten sich alle ausgezeichneten Produkte bzw. deren Hersteller der unabhängigen, interdisziplinär besetzten Prüfungskommission, mit ausgewiesenen medizinischen Experten, stellen. Wir haben uns bemüht auf den folgenden Seiten die medizinischen Anforderungskriterien auszugsweise und verständlich wiederzugeben. Damit möchten wir Ihnen den Ergonomie-Ratgeber in die Hand geben. Er hilft Ihnen bei der Suche nach rückengerechten Produkten Fehlkäufe zu vermeiden.

Für alle ausgezeichneten Produkte gilt (auch wenn wir dies auf den nächsten Seiten nicht nochmals betonen):

☞ ...dass alle für den jeweiligen Bereich gültigen Sicherheitsvorschriften (z. B. GS-Zeichen/TÜV) zu erfüllen sind;

☞ ...dass alle Produkte ökologisch unbedenklich und umweltverträglich sein müssen;

☞ ...dass eine Produkteinweisung (ideal) erfolgen muss. Auf jeden Fall muss eine verständliche Gebrauchs- und Nutzungsanweisung, bei Trainingsgeräten zusätzlich ein qualifiziertes Übungsprogramm mitgeliefert werden.

Besonders wichtig ist zudem entsprechend geschultes (insbesondere auf den medizinischen Produktnutzen) und damit qualifiziertes Verkaufspersonal. Überdurchschnittlich kompetente Fachhändler erkennen Sie z. B. an dem Zeichen „AGR-zertifiziertes Fachgeschäft“ (siehe Seite 218 ff.).

Autositze

Mobilität ist ein Schlagwort, das eng mit unserer heutigen Gesellschaft verbunden ist. Immer mehr Menschen verbringen immer mehr Zeit in ihrem Auto. Fast die Hälfte aller deutschen Autofahrer sitzt täglich mehr als anderthalb Stunden im Fahrzeug. Für viele Fahrer ist der Autositz gleichzeitig sogar der Arbeitsplatz.

Trotz dieser Erkenntnisse wird dem Autositz in ergonomischer Hinsicht nach wie vor viel zu wenig Bedeutung geschenkt. Immer noch vernachlässigen sehr viele, auch namhafte Hersteller die Wichtigkeit eines sicheren und ergonomischen Sitzes, zu Lasten Ihrer Kunden! Autofahrer, die im Jahr 20.000 km und mehr unterwegs sind, können ein Lied davon singen, welche gesundheitlichen Folgen falsches und oft stundenlanges Sitzen, ohne ausgleichende Bewegung, im Auto hat.

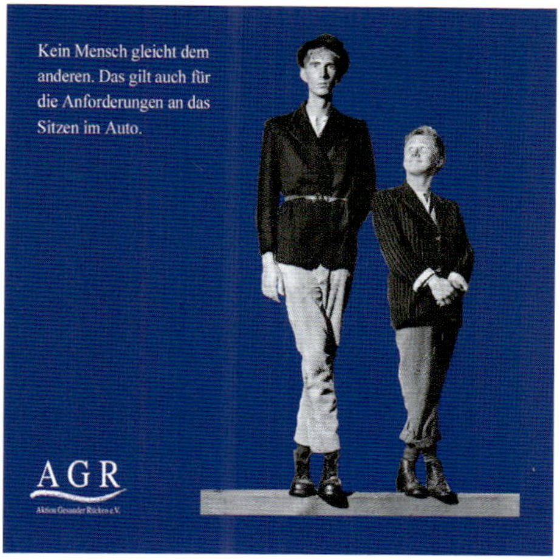
Kein Mensch gleicht dem anderen. Das gilt auch für die Anforderungen an das Sitzen im Auto.
AGR

Die Liste möglicher Beeinträchtigungen ist lang. Betroffene klagen häufig über Rückenschmerzen, Verspannungen, Nackenbeschwerden, Müdigkeit, Beschwerden in den Beinen, Schulterschmerzen, Konzentrationsprobleme und Kopfschmerzen.

Mediziner fordern deshalb, dass sich der Autositz dem Körper des Menschen, in der jeweilig eingenommenen Sitzposition anpassen muss und nicht umgekehrt. Eine gute Lösung ist ein Sitzsystem, das individuell an die körperlichen Anforderungen des Fahrers oder Beifahrers angepasst werden kann, bis der Mensch optimal sitzt. Wie gesagt, leider entsprechen nach wie vor nicht all zu viele Fahrzeugsitze diesen ergonomischen Anforderungen. Die Automobilindustrie muss die Punkte „erforderliche Sitzergonomie" und eine „korrekte Sitzeinstellung" bei der Entwicklung der Sitze und bei der Kundenberatung beachten und die Händler bzw. Verkäufer zu diesem besonderen Nutzen entsprechend schulen. Nur dann ist sichergestellt, dass dieses wichtige Wissen beim Kunden ankommt. Nur dann kann der Kunde sinnvolle Hilfestellung erfahren, deren Wert deutlich über Leistungsdaten und der Schönheit von Alufelgen steht.

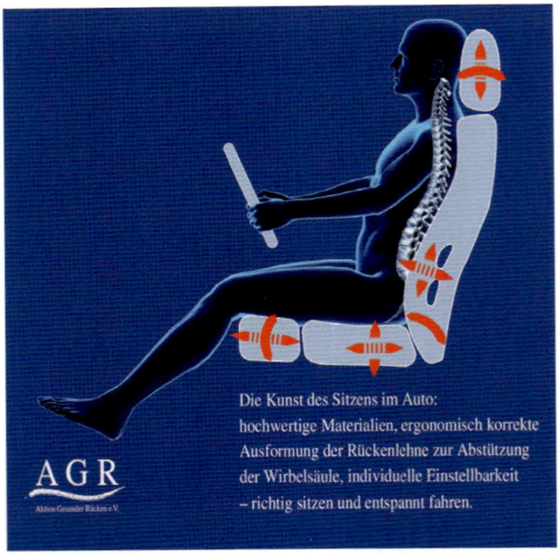

Auch die Automobilfachpresse hat bisher die Bedeutung und Wichtigkeit dieser Thematik kaum erkannt, sehr zum Leidwesen der Autofahrer. Bei Autotests wird leider überwiegend kaum oder „ahnungslos" eine Sitzbeurteilung abgegeben und dem Leser qualifizierte Information vorenthalten.

Hier nun Tipps und Empfehlungen zu den ergonomisch notwendigen Ausstattungsmerkmalen und Einstellmöglichkeiten eines optimalen Autositzes:

☞ Der Autositz muss über eine feste Grundstruktur verfügen. Diese erhöht die Sicherheit und ergibt zugleich die Vorgabe für wirbelsäulengerechtes Sitzen. Eine zu nachgiebige Grundstruktur kann nicht genügend stützen.

☞ Eine wirbelsäulengerechte Ausformung der Lehne und der Schaumteile, sowie eine ausreichend hohe Rückenlehne sind erforderlich (Lehnenhöhe – gleich Schulterhöhe). Der Rücken sollte die Lehne nicht überragen. Von der Seite betrachtet muss eine leichte S-Form erkennbar sein.

☞ Die Seitenführungen am Sitzkissen und an der Rückenlehne (Seitenwangen) sorgen für ein sicheres Fahrgefühl und fixieren den Fahrer in seinem Sitz. Idealerweise sollten die Seitenführungen individuell auf die körperlichen Gegebenheiten (z. B. Rückenbreite) anpassbar sein. Allerdings wird dieses Thema in seiner Bedeutung für „gutes Sitzen" vielfach überschätzt und andere wichtigere Kriterien werden darüber vernachlässigt.

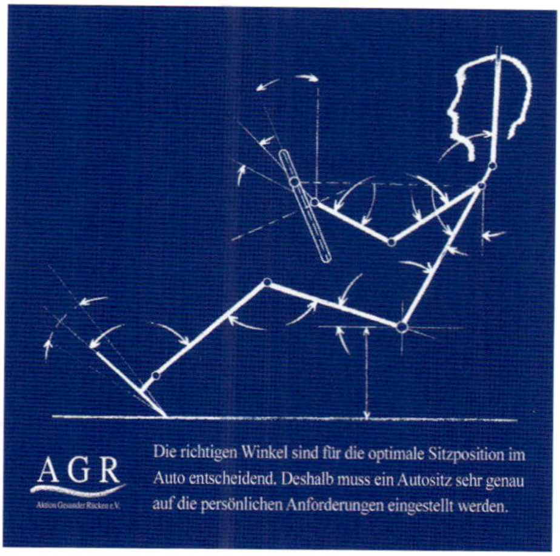

Die richtigen Winkel sind für die optimale Sitzposition im Auto entscheidend. Deshalb muss ein Autositz sehr genau auf die persönlichen Anforderungen eingestellt werden.

☞ Die Einstellbarkeit des oberen Bereiches der Lehne (Lehnenkopf) ist eine sinnvolle Option. Denn so ist eine optimale Feinabstimmung bei der Unterstützung der Schulter möglich.

☞ Der Lendenwirbelbereich muss durch die so genannte Lordosen- bzw. Beckenkammstütze großflächig und individuell abgestützt werden.

☞ Die Hauptabstützung erfolgt am oberen hinteren Beckenkamm (Gürtellinie). Während der Fahrt, vor allem bei längeren Strecken, ist es ratsam, die Unterstützung immer wieder mal leicht zu verändern, ebenso die Lehnenneigung. Noch wichtiger sind regelmäßige Bewegungspausen. Dann fahren Sie entspannter und Ermüdungserscheinungen wird vorgebeugt.

☞ Wegen des besseren Bedienkomforts sollten Sie bei der Bestellung Ihres Sitzes auf eine elektrische Lehneneinstellung nicht verzichten.

☞ Die Kopfstütze muss in Höhe und am besten auch in der Neigung

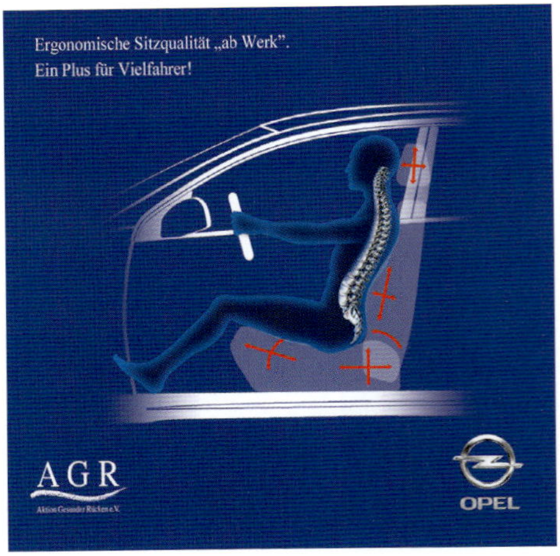

einstellbar sein. Die Verstellwege der Kopfstütze müssen eine korrekte und damit sichere Positionierung zum Hinterkopf ermöglichen. (Oberkante Kopfstütze = Oberkante Kopf, Abstand der Kopfstütze zum Hinterkopf max. 3 cm). Die Kopfstütze hat ausschließlich eine Sicherheitsfunktion und sollte während der Fahrt (das gilt nur für den Fahrer) keinesfalls als Stütze benutzt werden, andernfalls kann es zu gefährlichen Ermüdungserscheinungen kommen (Stichwort: Sekundenschlaf).

☞ Ebenfalls ein absolutes Muss ist die individuelle Einstellung der Sitzhöhe. Diese sorgt für ein annähernd gleiches Sichtfeld für alle Nutzer. Sitzen Sie immer so hoch wie möglich. Nicht nur wegen des Sichtfeldes, sondern auch wegen der für die Wirbelsäulenkrümmung wichtigen Beckenpositionierung.

☞ Die Neigungseinstellung der Sitzfläche sorgt für eine korrekte Auflage der Oberschenkel.

☞ Die einstellbare Sitzflächenlänge oder Sitztiefe führt zur korrekten Anpassung an die Oberschenkellänge des Fahrers und optimiert dadurch die Sitzdruckverteilung. Je besser der Sitzdruck über Po und Oberschenkelauflage verteilt wird, desto angenehmer ist das Fahren, vor allem bei Langstrecken. Optimal ist eine komplette Abstützung des Oberschenkels, wobei allerdings zwischen Sitz und

Kniekehle ca. 2-3 fingerbreit Freiraum bleiben muss, um Druckbelastungen auf die Kniekehle zu vermeiden.

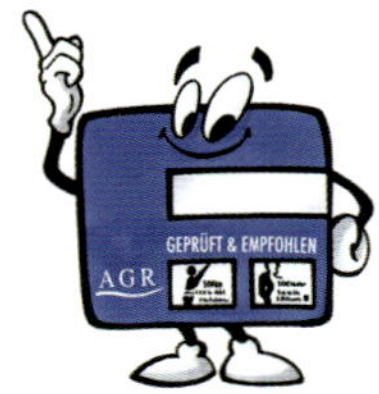

☞ Das optimale Sitzklima kann z. B. über eine Kombination aus Sitzheizung, Ventilationssystem und klimafreundlichen Bezugsmaterialien erreicht werden.

Autositze in der Zusammenfassung:

Mindestanforderungen:

- Wirbelsäulengerechte, feste Grundstruktur
- ausreichende Bemaßung (Rückenhöhe, Kopfstütze, Sitzfläche)
- Sitzhöheneinstellung
- Sitzneigungseinstellung
- Sitzflächentiefeneinstellung
- Kopfstütze optimal einstellbar
- 4-Wege-Lordosenstütze
- Bedienelemente gut erreichbar während der Fahrt

Ebenfalls sinnvoll:

- Klimapaket (Sitzheizung/Ventilation)
- Lehnenkopfeinstellung
- einstellbare Seitenwangen an Lehne und Sitzkissen
- Sitzdynamiksystem
- Massagefunktion
- Memoryfunktion

Bei der Sitzauswahl müssen nicht nur die Ausstattungsmerkmale und Einstellmöglichkeiten auf Ihrer persönlichen Checkliste positiv bewertet werden.

Auch die folgenden Fragen sollten Sie beherzigen bzw. mit „ja“ beantworten können:

- ☞ Werden von Ihrem Hersteller Sicherheitstests und Crashversuche mit dem Sitz durchgeführt und können die Ergebnisse belegt werden?
- ☞ Ist längeres Probesitzen im Fahrzeug möglich?
- ☞ Ist das Personal für eine eingehende Sitzberatung geschult?
- ☞ Ist der Sitz mit dem Gütesiegel der AGR ausgezeichnet?

Nun wünschen wir Ihnen eine gute Entscheidung bei der Auswahl Ihres Autositzes. Machen Sie Ihren Sitz zum Sieger Ihrer persönlichen Zubehörliste.

Achtung, Sicherheit!

Auch der ergonomisch beste Sitz nutzt uns wenig, wenn er den Sicherheitsstandards vor allem bei einem Heckaufprall nicht entspricht. Immer wieder beweisen aktuelle Crashtests, dass 6 von 10 Autositzen bei einem Heckaufprall mit ungenügendem Schutz versehen sind (Struktur, Bemaßung und Kopfstütze)[1]. Eine Erneuerung der europäisch gültigen ECE-Norm ist durch den Gesetzgeber dringend erforderlich. Das fordern die Deutschen Versicherer.

Ganz wichtig: Die korrekte Einstellung des Autositzes

Neben der schlechten ergonomischen Qualität eines Sitzes ist vielfach auch die falsche Sitzhaltung Ursache für Rückenschmerzen und Verspannungen beim Autofahren. Für die orthopädisch korrekte Sitzhaltung muss ein Autositz sorgfältig eingestellt werden, was wiederum bedingt, dass er über die o. a. Eigenschaften und Funktionen verfügen muss.

---

[1] Quelle: Gesamtverband der Deutschen Versicherungswirtschaft e. V.

So stellen Sie Ihren Autositz optimal ein:

1. Rücken Sie mit dem Gesäß ganz an die Sitzlehne. Stellen Sie nun Ihren Sitz so ein, dass die Beine bei durchgetretenen Pedalen leicht angewinkelt sind.

2. Die Rückenlehne muss so geneigt sein, dass das Lenkrad mit leicht angewinkelten Armen erreicht werden kann. Hierfür sollte die Rückenlehne in einem Winkel von circa 110 Grad eingestellt werden. Achten Sie darauf, dass auch bei Lenkbewegungen der Schulterkontakt zur Lehne erhalten bleibt.

3. Wenn eine Lehnenkopfeinstellung vorhanden ist, sollten Sie diese nur anpassen, wenn die normale Lehnenkontur zur Schulterabstützung nicht ausreicht. Weniger ist hier mehr.

4. Wählen Sie jetzt die für Sie individuell richtige Sitzhöhe. Sitzen Sie so hoch wie möglich. Zwischen Kopf und Dachhimmel sollte aber noch eine Handbreit Platz sein.

5. Stellen Sie die Sitzflächenneigung so ein, dass die Oberschenkel locker auf der Sitzfläche aufliegen und die Pedale ohne großen Kraftaufwand durchgetreten werden können.

6. Wenn Sie Ihre Sitzflächenlänge eingestellt haben, sollte zwischen Kniekehle und Sitzvorderkante ein Freiraum von 2-3 fingerbreit vorhanden sein.

7. Stellen Sie die Kopfstütze so ein, dass der Kopf geschützt und nicht der Nacken gestützt wird. Eine zu tief eingestellte Kopfstütze kann bei einem Heckaufprall schwerste Kopf- und Halswirbelverletzungen hervorrufen.

8. Wenn die Lehne und Sitzfläche mit einstellbaren Seitenwangen ausgestattet sind, sollten Sie darauf achten, dass diese Teile am Körper anliegen ohne einzuengen.

9. Ihre natürliche Form der Lendenwirbelsäule unterstützen Sie mit der vorhandenen Lordosenstütze (= aufblasbare Vorwölbung im unteren Bereich der Rückenlehne). Führen Sie die Anpassung immer von unten nach oben durch. Der wichtigste Abstützbereich ist der des Beckens (Gürtellinie).

Überprüfen Sie alle Einstellungen nochmals in gleicher Reihenfolge. Dann passt der Sitz.

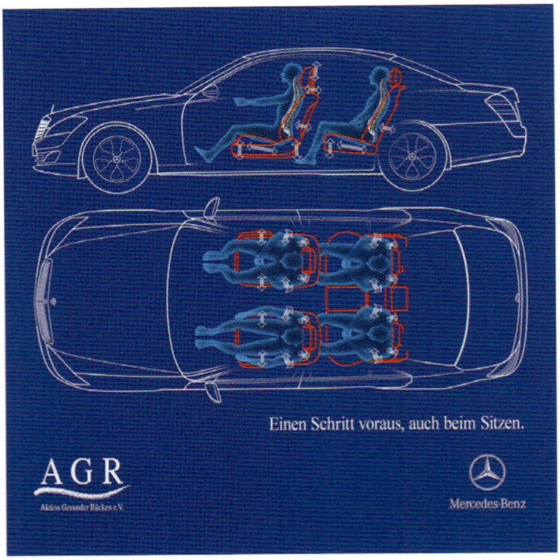

Autositze, die den ergonomischen Anforderungen entsprechen, werden lobenswerter Weise mittlerweile von einigen Automobilherstellern (wie z. B. Daimler und Opel) als Serien- bzw. Sonderausstattung angeboten und somit ab Werk geliefert.

Aber nicht nur für Fahrer und Beifahrer gibt es inzwischen ergonomisches Gestühl. Auch die Mitfahrer auf den hinteren Rängen dürfen sich auf rückengerechten Einzelsitzen wohl fühlen (z. B. Mercedes-Benz S-Klasse).

Für eine Vielzahl von Marken findet man auch im Nachrüstbereich ergonomische „Fahrer-Arbeitsplätze". Achten Sie hierbei auf die gesetzlichen Bestimmungen des TÜV und auf die Allgemeine Betriebserlaubnis. Hinterfragen Sie das Know-how des Anbieters und des Verkäufers kritisch!

Bitte denken Sie auch daran:

- ☞ Nur ein ausgeruhter Autofahrer ist auch ein „sicherer" Autofahrer.
- ☞ Nach anderthalb bzw. spätestens 2 Stunden Fahrt ist eine Regenerations- und Bewegungspause für Körper und Geist unerlässlich.
- ☞ Auch der beste Autositz ist nur ein Baustein für einen rückengerechten Alltag.
- ☞ Sitzposition und Sitzeinstellung können bei Trägern von Gleitsicht- oder Bifokalbrillen den Blickwinkel des Fahrers ändern und somit die Sehschärfe negativ beeinflussen.

Autokindersitze

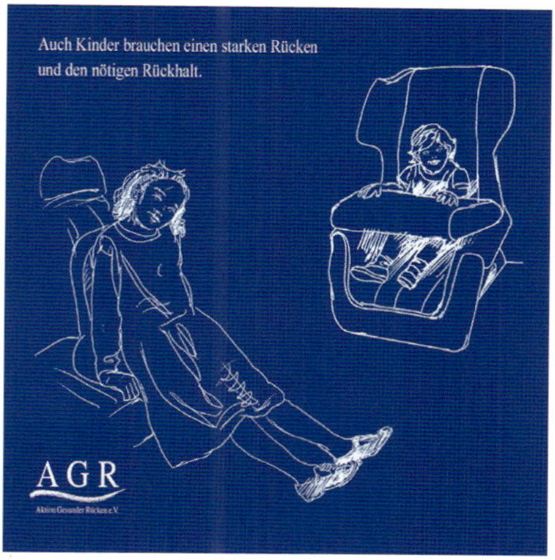
Auch Kinder brauchen einen starken Rücken
und den nötigen Rückhalt.
AGR

Nach statistischen Angaben ist jedes zweite Kind als Mitfahrer im Auto nicht oder nur unzureichend gesichert. Dadurch erhöht sich das Verletzungsrisiko drastisch, und zwar um das Siebenfache.

Der sachgemäßen und damit wirkungsvollen Verwendung von Kinderrückhaltesystemen stehen dabei zwei „Probleme" entgegen: Die Handhabung vieler Kindersitze und ihre Anbindung an das Fahrzeug sind zu kompliziert und umständlich und viele Kinder weigern sich, über längere Zeit im Sitz stillzuhalten, da ergonomische Mängel und sitzklimatische Beschwerden den Sitzkomfort wesentlich beeinträchtigen. Abgesehen davon empfinden ältere Kinder es als nicht zeitgemäß in einem Kindersitz Platz zu nehmen.

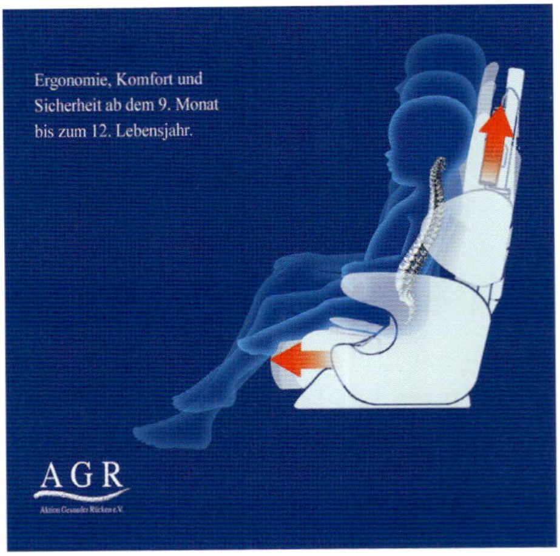

Der ideale Kindersitz sollte somit unkompliziert handhabbar sein, die Sicherheitsansprüche von Eltern, Kindern und dem Gesetzgeber erfüllen und gleichzeitig allen ergonomischen Anforderungen genügen. Außerdem sollte er „mitwachsen“ oder jeweils entsprechend dem Alter (und Körpermaßen) des Kindes ausgetauscht werden. Genügend Tests belegen, dass gerade im Bereich Kindersitze Qualität ihren Preis hat.

Hierauf sollten Sie beim Kauf achten:

☞ Der Sitz sollte aus Sicherheitsgründen eine stabile und offene Struktur haben, zwecks guter Absorption (Aufnahme) von Aufprallenergie im Falle eines Unfalls („Knautschzone“).

☞ Lehne und Sitzfläche sollten so konstruiert sein, dass eine kontinuierliche Luftzirkulation gefördert wird. Achten Sie auf Atmungsaktive und pflegeleichte Bezugsmaterialien.

☞ Der Sitz sollte im Idealfall mit dem Dreipunktgurt oder zumindest mit dem Beckengurt des Fahrzeugs befestigt werden können. Die Befestigung des Sitzes mit dem Dreipunktgurt im Fahrzeug birgt nachgewiesenermaßen das geringste Risiko einer Fehlbedienung und hohe Sicherheit. Bei Verwendung des Beckengurtes zur Befestigung ist unbedingt darauf zu achten, dass ein Fangkörper verwendet wird; ansonsten besteht extreme Gefahr hinsichtlich der Sicherheit. Der Kindersitz sollte zusätzlich über eine fixierbare und variabel einstellbare Gurtführung verfügen, um einen optimalen Gurtverlauf zu gewährleisten.

- ☞ Der Sitzkomfort muss stimmen. Die Sitzfläche muss so gestaltet sein, dass ihre Neigung (nach hinten abfallend) ein Durchrutschen unter den Gurt verhindert. Von Vorteil ist eine hohe Sitzposition. Diese ermöglicht eine ungehinderte Sicht aus dem Fenster. Wichtig ist auch eine bestmögliche Sitzdruckverteilung. Das Schrägkippen des Sitzes ermöglicht eine bequeme Ruheposition. Ein angenehmes Sitzklima, aufgrund offener aber sicherer Sitzstruktur in Verbindung mit atmungsaktiven Polster- und Bezugsmaterialien, verhindert unnötiges Schwitzen.
- ☞ Der Sitz muss sich auf die individuellen Bedürfnisse des Kindes einstellen lassen. Dazu gehört eine altersgerechte Größenanpassung in Höhe (Rückenlehne) und Länge (Sitzflächenverlängerung) sowie eine in der Breite verstellbare Schulterunterstützung, welche auch einen Seitenhalt bei Kurvenfahrt bietet. Erforderlich ist außerdem eine ergonomisch geformte Lordosenstütze für richtiges Sitzen (Wachstumsalter) sowie die altersgerechte Höhenanpassung der Kopfstütze (Sicherheit/Komfort). Bietet der Sitz keine einstellbare Größenanpassung, so muss alternativ ein „passender" Sitz verwendet werden, der die zuvor beschriebenen Kriterien erfüllt.

Generelle Tipps:

- ☞ Lassen Sie sich Einbau und Bedienung des Kindersitzes im Fachgeschäft erklären. Darüber hinaus den Sitz vor dem Kauf im eigenen Fahrzeug versuchsweise einbauen und das Kind Probe sitzen lassen. Es muss bequem darin sitzen können und den Sitz akzeptieren. Der beste Kindersitz taugt nichts, wenn er falsch befestigt oder gar nicht genutzt wird, was leider nach wie vor viel zu oft vorkommt!
- ☞ Informieren Sie sich vor dem Kauf anhand von Testergebnissen.
- ☞ Im Übrigen ist während des Autofahrens zu beachten: Auch Kinder brauchen regelmäßige Pausen zur Bewegung und Erholung!

☞ Gefährdet sind Kleinkinder bei einem Aufprall besonders im Halswirbelbereich, da der Kopf ein anderes Proportionsverhältnis bei der Körpergröße hat als beim erwachsenen Menschen. Er ist im Verhältnis größer, so dass höhere Kräfte auf die Halswirbelsäule auftreten als beim Erwachsenen. Deshalb gilt bei der Fahrt mit Kindern erhöhte Vorsicht und Wachsamkeit, auch wenn diese bestens gesichert sind.

Autokindersitze in der Zusammenfassung:

Mindestanforderungen:
Ergonomie und Komfort u. a. durch
- ausreichend hohe Rückenlehne
- anpassbare Sitzlänge
- funktionale Kopfstütze
- passende oder einstellbare Breite der Schulterstütze
- Seitenführung im Beckenbereich
- Liegeposition
- ausreichende Bewegungsfreiheit
- hohe Sichtposition
- optimales Sitzklima
- gute und leichte Bedienbarkeit

Nutzfahrzeugsitze im Lkw

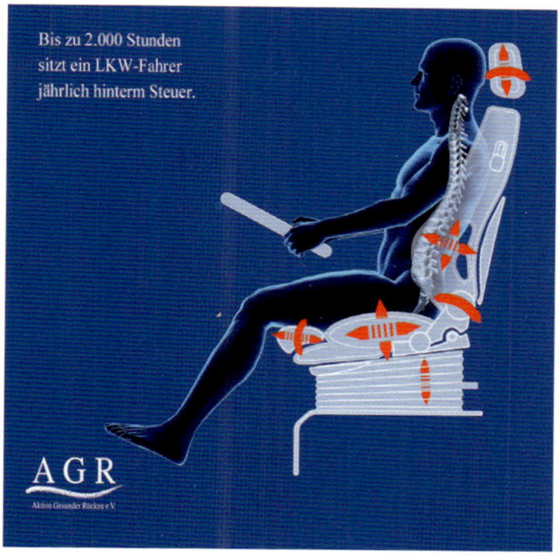

Statistisch betrachtet leiden 40 % aller Lkw-Fahrer unter schweren Erkrankungen der Wirbelsäule. Nach 12 bis 15 Berufsjahren sind es sogar mehr als 65 %. Die Folge davon ist vorzeitige Berufsunfähigkeit: Nur 5 % der Fahrer arbeiten bis zum 65. Lebensjahr, die anderen müssen ihre Tätigkeit nach ca. 20 Berufsjahren aufgeben. Lkw-Fahren und die dazugehörigen sonstigen Tätigkeiten sind extrem belastend.

Durchschnittlich sitzt ein Berufskraftfahrer über 1.500 Stunden pro Jahr im Fahrzeug und ist deshalb häufig von Rückenschmerzen betroffen, die nicht nur Gesundheit und Wohlbefinden, sondern auch die passive Sicherheit im Straßenverkehr beeinträchtigen. Die Beschwerden sind der Art nach die gleichen wie bei den Pkw-Fahrern. Viele Berufskraftfahrer halten ihren Fahrzeugsitz für den Auslöser ihrer Probleme. Diese Einschätzung wird von Orthopäden und Therapeuten bestätigt. Um hier Abhilfe zu schaffen, ist ein ergonomisch richtiger Sitz mit individuellen Einstellmöglichkeiten und den technisch optimalen Sicherheitsbedingungen erforderlich.

Folgende Ausstattungs-Merkmale garantieren eine optimale Anpassung des Nutzfahrzeug-Sitzes an den Fahrer:

☞ Die Längseinstellung des gesamten Sitzes ermöglicht den richtigen Abstand zu den Pedalen und sonstigen Bedienungselementen. Das erhöht die Fahrsicherheit und unterstützt eine vernünftige Sitzhaltung des Fahrers.

☞ Eine stufenlose Sitzhöhenverstellung sorgt für den korrekten Kniewinkel und die korrekte Sitzhöhe des Fahrers.

☞ Eine Sitzflächenverlängerung führt zu einer verbesserten Sitzdruckverteilung unter Einbeziehung der Oberschenkel (das Gewicht wird auf eine größere Fläche verteilt). Zwischen Kniekehle und Sitzvorderkante sollte ein Abstand von einigen wenigen cm sein.

☞ Eine Neigungseinstellung der Sitzfläche (nach oben und nach unten) ermöglicht die Feinabstimmung bei der Sitzdruckverteilung.

☞ Eine feinstufig einstellbare Lehnenneigung sorgt für eine richtige Unterstützung des Oberkörpers.

☞ Eine einstellbare Seitenführung an der Lehne fixiert den Oberkörper in einer aufrechten Haltung, passt sich den unterschiedlichen anatomischen Anforderungen an und sorgt für einen guten Seitenhalt bei Kurvenfahrt.

☞ Eine individuelle Lordosenabstützung ermöglicht die großflächige Abstützung des gesamten Lendenwirbelsäulenbereiches bzw. des hinteren oberen Beckenbereiches. Dadurch wird die natürliche Form der Wirbelsäule gestützt.

☞ Beidseitige Armstützen, neigbar und klappbar sorgen für eine Entlastung der Muskulatur im Schulter-/Nackenbereich.

☞ Eine genügend hohe Rückenlehne unterstützt den Körper bis zur Schulterhöhe. In der Regel sind Kopfstützen im Nutzfahrzeugsitz integriert und schützen so den Kopf im Falle eines Unfalls.

☞ Eine wirbelsäulengerechte Form der Rückenlehnenstruktur, der Schaumteile sowie eine feste Lehnenstruktur sorgen für eine Unterstützung der Wirbelsäule in ihrer natürlichen Form und fördern den Sitzkomfort.

☞ Ein ausgewogenes Sitzklima, z. B. durch eine Sitzheizung und klimafreundliche Materialien, steigert das Wohlbefinden und erhöht die Fahrsicherheit.

☞ Ein pneumatisches Schwingsystem sorgt für die Anpassung an die Fahrbahneigenschaften und schützt so Wirbelsäule und Bandscheiben vor starken Stößen. Das ist sehr wichtig, weil eine dauerhafte Stoßbelastung Gift für jede Wirbelsäule ist.

☞ Gut erreichbare Bedienelemente sowie die Erfüllung aller derzeit gültigen Sicherheitsanforderungen sind unerlässlich.

Nutzfahrzeugsitze im Lkw in der Zusammenfassung:

Mindestanforderungen:

- Längseinstellung
- stufenlose Sitzhöheneinstellung
- Sitzflächenverlängerung
- Sitzflächenneigungseinstellung
- feinstufige Lehnenneigungseinstellung
- einstellbare Seitenführung
- individuelle und großflächige Lordosenabstützung
- hohe Rückenlehne (Schulterblatthöhe) mit Kopfstütze
- wirbelsäulengerechte Lehnenform- und Struktur
- gut erreichbare Bedienelemente

Ebenfalls sinnvoll:

- Sitzheizung
- klimafreundliche Materialien
- Schwingsystem/Dämpfungssystem
- beidseitige Armlehnen neigbar und klappbar
- Erfüllung zusätzlicher Sicherheitsanforderungen

Einstellung des Nutzfahrzeugsitzes

Vielfach ist auch die falsche Sitzhaltung oder ein falsch eingestellter Sitz die Ursache für Rückenschmerzen und Verspannungen.

Achten Sie deshalb auf eine korrekte Einstellung Ihres Fahrerarbeitsplatzes. Bitte beachten Sie dabei folgende Reihenfolge:

1. Pneumatisches Schwingsystem einschalten (wenn vorhanden). Das System stellt sich automatisch auf das Gewicht des Fahrers ein.
2. Für die richtige Sitzhöhe gilt: Die Oberschenkel sollen bequem auf der Sitzfläche aufliegen. Die Pedale müssen sich durchtreten lassen, ohne dass zwischen Oberschenkel und Sitzfläche ein zu großer Druck entsteht.
3. Mit dem Gesäß an die Lehne rücken. Sitzschiene so einstellen, dass die Pedale bequem durchzutreten sind. Schultern an die Lehne rücken. Das Lenkrad muss mit leicht abgewinkelten Armen erreichbar sein.
4. Die Neigung der Sitzfläche so abstimmen, dass die Oberschenkel bei durchgetretenen Pedalen optimal unterstützt werden. Dabei sollen die Oberschenkel ohne Druck auf der Sitzfläche aufliegen.
5. Die Sitzfläche mittels manueller Verlängerung so einstellen, dass

die Oberschenkel bis kurz vor den Kniekehlen auf der Sitzfläche aufliegen. Der Abstand zwischen Kniekehle und Sitzkante sollte ca. zwei bis drei Finger breit sein.

6. Die Lordosenstütze muss in Höhe und Tiefe einstellbar sein und am Lendenwirbelbereich satt anliegen, ohne zu drücken.
7. Die eingestellten Seitenwangen dürfen Ihren Oberkörper nicht einengen.
8. Wenn vorhanden: Nutzen Sie Ihre Armstütze für eine spürbare Entlastung der Schulter/Nackenmuskulatur.

Fahrernebensitz

Wechselt der Fahrer bei Pausen oder kürzeren Ruhezeiten auf den Fahrernebensitz oder ist er Beifahrer, so spielt auch der „Fahrernebensitz" eine wichtige Rolle. Hierbei müssen im Großen und Ganzen dieselben grundsätzlichen ergonomischen Sitzanforderungen gelten wie beim Fahrersitz (u. a. Struktur der Rückenlehne, Höhe der Rückenlehne, Form der Rückenlehnen- und Sitzflächenstruktur). Zusätzlich spielen Faktoren wie Entspannung, Erholung und Regeneration eine wichtige Rolle. Auf eine Sitzflächenverlängerung kann verzichtet werden, da der Beifahrer im Gegensatz zum Fahrer, auch während der Fahrt immer wieder problemlos seine Sitzposition leicht verändern kann, was zur Entlastung beiträgt.

Was ist beim Beifahrer- bzw. Fahrernebensitz noch zu berücksichtigen?

☞ Die Einstellung einer Ruheposition zur Entspannung und Regeneration muss möglich sein. Zur individuellen Anpassung muss die Lehne stufenlos einstellbar sein.

☞ Die Neigung der gesamten Sitzfläche sollte verändert werden können, ohne dass es Auswirkungen auf den Sitzöffnungswinkel hat.

☞ Ein variables Nackenstützkissen (unabhängig von der grundsätzlich erforderlichen Kopfstütze) ist von Vorteil.

Anmerkungen:
Trotz bester Fahrzeugsitze bleibt die Bewegungspause unentbehrlich. Der Stau ist halb so „öde“, wenn er durch Fahrer- und Beifahrergymnastik unterbrochen wird. „Stau-Gymnastik“ entspannt! Der Beifahrer hat zudem die Möglichkeit, sich während der Fahrt zu bewegen und immer wieder seine Sitzhaltung leicht zu wechseln.

Bekannterweise ist der Schlaf die wichtigste Regenerationsphase für Körper und Geist. Folglich ist es unabdingbar, dem gestressten Berufskraftfahrer möglichst ein Liegesystem in seiner Schlafkabine anzubieten, das selbst vielen herkömmlichen häuslichen Betten überlegen ist. Weitere Informationen zum Lkw-Liegesystem finden Sie auf der Seite 180 ff.

Bei einer durchdachten und vorbildlich umgesetzten Fahrerhausergonomie gibt es gleich zwei Gewinner. Ganz oben auf dem Siegertreppchen steht der Lkw-Fahrer, der wichtige Mosaiksteine für seine Gesunderhaltung, Arbeitszufriedenheit und Lebensqualität erhält. Zweiter Sieger ist der Arbeitgeber, er profitiert wirtschaftlich, weil er richtig, nämlich in den Menschen investiert hat. Diese Investition reduziert den Krankenstand, erhöht die Sicherheit und fördert die Mitarbeitermotivation zugleich!

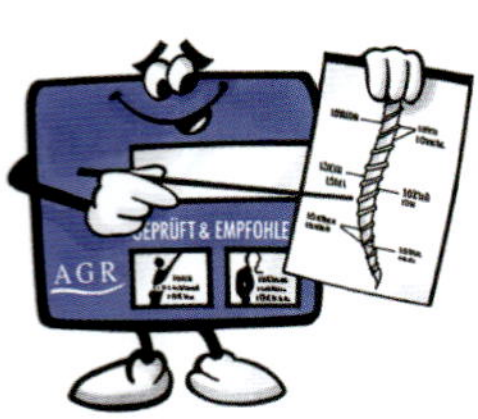

Sieger kann aber nur werden und bleiben, wer gut informiert und trainiert ist. Ein Fachberater im Vertrieb ist Dienstleister und Problemlöser zugleich. Kompetenz zeigen, Vertrauen und Glaubwürdigkeit gewinnen, kann er nur, wenn er sein Wissen auch in diesem speziellen Bereich erweitert. Er sollte über anatomische Grundkenntnisse verfügen und wissen, was der Nutzer beim Sitzen im Lkw alles beachten sollte. Außerdem sollte er wissen, welche Kriterien ein ergonomisch gut konstruierter Sitz erfüllen muss. Nur dann ist ihm eine kompetente Beratung zu dieser Thematik möglich.

Eingehende Informationen und Schulungen zu diesen Themen sind für den Fachberater und Betreuer von Speditionen unabdingbare Bausteine. Fragen Sie deshalb ruhig einmal Ihren Berater oder Betreuer hinsichtlich der vorhandenen Kenntnisse. Eine qualifizierte Beratung ist im Interesse Ihrer persönlichen Gesundheit unentbehrlich.

Zusammenfassend ist zu bemerken, dass ein Lkw-Fuhrpark, ausgerüstet mit rückengerechten Fahrersitzen und ergonomisch korrekten Regenerationsbereichen, wie Ruhesitz und Bett, einen sinnvollen Beitrag zur Gesunderhaltung des Lkw-Fahrers leistet.

Nutzfahrzeugsitze im Gabelstapler

Gabelstaplerfahrer klagen vielfach über Schmerzen im Nacken, Rücken, Arm und Schulterbereich. Ursachen sind oftmals ungünstige Arbeitshaltung und Bewegungsabläufe.

Permanente Stoß- und Schwingungsbelastungen, bedingt durch unebene harte Böden, sind extrem belastend für den Staplerfahrer und führen auf Dauer zu Rückenproblemen.

Durch einen ergonomisch gestalteten Fahrersitz, mit entsprechender Federung und Dämpfung, kann diese Schwingungsbelastung erheblich reduziert werden. Das beugt Rückenproblemen wirkungsvoll vor und kann bereits vorhandene Probleme zumindest deutlich reduzieren.

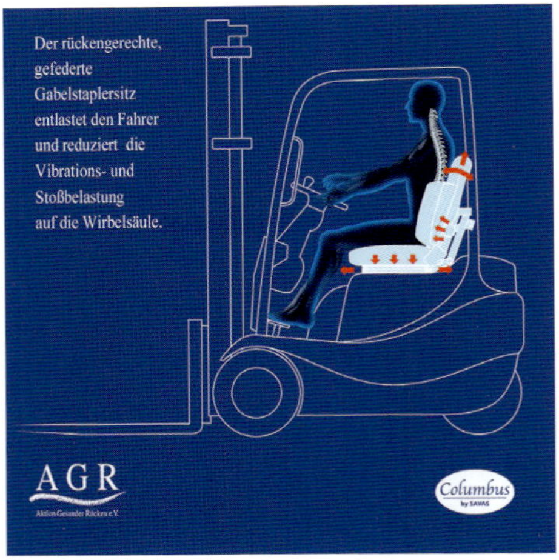
Der rückengerechte, gefederte Gabelstaplersitz entlastet den Fahrer und reduziert die Vibrations- und Stoßbelastung auf die Wirbelsäule.
AGR
Aktion Gesunder Rücken e.V.
Columbus
by SAVAS

Dies gilt nicht nur für neue Stapler – auch ältere Gabelstapler können mit ergonomischen Fahrersitzen nachgerüstet werden. Um die Funktionsfähigkeit von Sitzen zu gewährleisten sind diese regelmäßig zu warten.

Je nach Arbeitsaufgabe und Gestaltung des Einsatzbereiches kann es bei Arbeiten mit Frontgabelstaplern erforderlich werden, dass während einer Arbeitsschicht längere Zeiten mit Rückwärtsfahren verbracht werden. Ein ergonomischer Gabelstaplersitz muss also die Drehbewegung des Oberkörpers und die Bewegungsfreiheit der Arme beim Rückwärtsfahren zulassen und unterstützen.

Konkret gibt es hierfür herstellerseitig nur ein begrenztes Angebot. Der Schwerpunkt der Beratung der Zielgruppe „Beschäftigte“, liegt deshalb in der verhaltensbezogenen Ebene, z. B. in einer Verbesserung der Bewegungsabläufe.

Die richtige Kombination aus „persönlichem Verhalten“ und einem optimalen Gabelstaplersitz dient der Gesundheit und dem Wohlbefinden des Staplerfahrers. Das wiederum erhöht sein Engagement und seine Leistungsfähigkeit, was auch seinem Arbeitgeber nutzt, nämlich durch Reduktion der krankheits- und unfallbedingten Ausfallzeiten.

Tipps und Hilfen für das gesundheitsschonende Staplerfahren:

Beim falschen Besteigen des Gabelstaplers können die Wirbelsäule und die Kniegelenke ungünstig belastet werden. Wegen der räumlichen Enge besteht die Gefahr, dass insbesondere die Lendenwirbelsäule und die gebeugten Kniegelenke verdreht werden.

Der Staplerfahrer sollte durch einen kontrollierten Bewegungsablauf und einer bewussten Rumpfmuskelspannung diese Fehlbelastung unbedingt reduzieren. Der ergonomische Sitz ist nur so gut, wie er individuell auf den Fahrer eingestellt ist und sich einstellen lässt.

Ein ergonomisch guter und richtig eingestellter Sitz stützt die Wirbelsäule, vermeidet Zwangshaltungen und verringert die Übertragung von Vibrationen, Stößen und Schwingungen auf den Körper.

Ein dynamisch sitzender Fahrer...

- ☞ … stellt seinen Sitz individuell ein.
- ☞ … achtet auf seine Sitzhaltung: Kippt sein Becken beim aufrechten Sitzen etwas nach vorn, hebt sein Brustbein und streckt die Halswirbelsäule.

☞ … verändert fortlaufend seine aufgerichtete Körperhaltung.

☞ … führt nach Möglichkeit gymnastische Lockerungsübungen aus.

☞ … vermeidet einseitige Bewegungsabläufe.

☞ … steigt in Arbeitspausen von dem Stapler herunter. So ermüdet er nicht so schnell, ist reaktionsfähiger und verringert somit das Unfallrisiko.

Achten Sie auf eine aufrechte Sitzhaltung:

☞ Ziehen Sie Ihren Hinterkopf an einem gedachten „Goldenen Faden" nach oben.

☞ Vermeiden Sie das Vorschieben Ihres Kinns und das Hochziehen Ihrer Schultern.

☞ Vermeiden Sie einseitige oder extreme Kopfbewegungen.

☞ Schützen Sie durch richtige Kleidung Ihren Nacken vor Zugluft und Kälte. Nutzen Sie Pausen und Arbeitsunterbrechungen für spezielle Nacken und Schulterübungen.

☞ Vermeiden Sie unnötigen Arbeitsstress durch wohlüberlegtes Arbeiten.

Arbeitsunfähigkeitstage werden so reduziert! Zudem gilt: Erhöhte Motivation verbessert Arbeitsleistung und Qualität. Weniger Ermüdungserscheinungen und dadurch bedingt erhöhte Aufmerksamkeit leisten einen wichtigen Beitrag für mehr Sicherheit und zwar für alle Verkehrsteilnehmer.

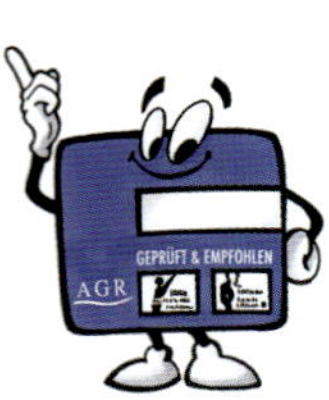

Achten Sie darauf, ob die Staplersitze objektiv und von unabhängiger Seite geprüft und entsprechend ausgezeichnet wurden, wie z. B. mit dem Gütesiegel der Aktion Gesunder Rücken (AGR) e. V. Dies gibt Ihnen die notwendige Sicherheit bei der Auswahl eines „rückengerechten" Produktes.

Gabelstaplersitze in der Zusammenfassung:

Mindestanforderungen:
- Dämpfung von Vibrations- und Stoßbelastungen durch einstellbare Luftfederung
- Stoßdämpfung der Rückenlehne
- Führung im Hüft/Lendenwirbelbereich
- höhenverstellbare Rückenlehne mit fester Struktur
- stufenlose Neigungsverstellung
- großflächige individuelle Abstützung des Lendenwirbelbereichs sowie des oberen Beckenbereichs

Ausreichende Auflage des Oberschenkels und optimale Druck-Verteilung durch:
- Längsverstellung des gesamten Sitzes
- ebene Sitzfläche
- flache Seitenwangen
- Sitztiefe mind. 41 cm, Sitzbreite mind. 50 cm
- gut erreichbare Bedienelemente

Ebenfalls sinnvoll:
- vollautomatische Luftfederung (mit Gewichtserkennung)
- intelligente Stoßdämpfer (Fahrbahnerkennung)
- Sitzheizung
- klimafreundliche Bezugsmaterialien
- Zweipunkt-Sicherheitsgurt
- einstellbare Lordosenstütze

Das Sitzen ist die Hauptbeschäftigung des Menschen

Sitzen im Büro

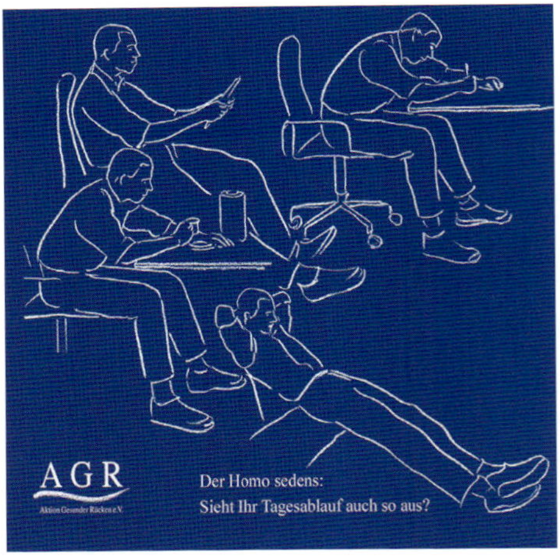

Was mit der Schule beginnt, setzt sich später im Erwachsenenalter fort – der Tagesablauf wird überwiegend von sitzenden Tätigkeiten bestimmt. Der Wandel der Industriegesellschaft in eine Dienstleistungs- und Informationsgesellschaft hat seinen Teil dazu beigetragen, dass wir bis zu zehn Stunden am Tag sitzend verbringen mit den bekannten Folgen für den Rücken.

Der durchschnittliche Büromensch sitzt während seines Arbeitslebens etwa 80.000 Stunden am Schreibtisch; die Schulzeit auf oft dürftigen Stühlen inbegriffen. Und ein Ende des „Vielsitzens“ ist nicht in Sicht.

Im Gegenteil: Die Zahl von Sitzarbeitsplätzen nimmt weiter zu. In Deutschland gibt es allein mehr als 24 Millionen Bildschirmarbeitsplätze, die seit dem Jahr 2000 der EU-Bildschirmarbeitsrichtlinie unterliegen. Darin wird genau geregelt, wie der Arbeitsplatz mit Tisch und Stuhl, Hardware und anderen Arbeitsmitteln aussehen muss, um Gesundheitsgefährdungen vorzubeugen. Sogar die Arbeitsplatzumgebung wird beschrieben. Dies war angesichts hoher Krankheitszahlen aber auch dringend notwendig. Arbeitsmediziner und Ergonomen konnten in wissenschaftlichen Untersuchungen nachweisen, dass die Belastung der Rückenmuskulatur und der Bandscheiben entscheidend von der Ergonomie-Qualität des Arbeitsplatzes abhängt. Der Stuhl ist dabei ein zentrales Arbeitsgerät.

Wer falsch sitzt, arbeitet schlecht und ermüdet

Typisches Sitzhaltungsbild bei der Arbeit am Bildschirm ist der Rundrücken, verbunden mit einer zwanghaften Überstreckung der Halswirbelsäule beim Blick geradeaus. Die Risiken dieser krankmachenden Sitzhaltung liegen auf der Hand: Die Bandscheiben werden vor allem im Bereich der besonders anfälligen Lendenwirbelsäule fehlbelastet. Dazu kommt noch die extreme Belastung der Muskeln im Halsbereich, die zu Dauerschäden führen kann. Ungünstige Arbeitshaltungen unterbinden bis zu 40 % der persönlichen Leistung, wenn unphysiologisches Sitzen nicht aktiv korrigiert wird. Bessere Sitzbedingungen könnten diese brachliegende Leistungskapazität freisetzen.

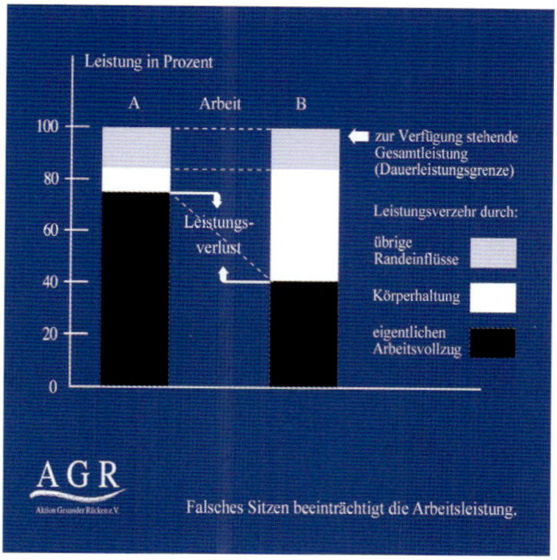

Falsches Sitzen beeinträchtigt die Arbeitsleistung.

Eine Umfrage ergab, dass z. B. 71,8 % der Beschäftigten an Bildschirmarbeitsplätzen über körperliche Beschwerden klagen. Durch die Auswahl eines geeigneten Sitzmöbels ließe sich hier wirksam vorbeugen und helfen.

Oft lässt sich auch beobachten, dass insbesondere bei hoch konzentriertem Arbeiten der Mensch „verkrampft", indem er z. B. die Schultern permanent hochzieht. Solchen Problemen können wir nur begegnen, indem wir uns selbst zwischendurch beobachten oder von einem Arbeitsplatzexperten (z. B. Arbeitsmedizinischer Dienst) beobachten lassen. Daraus können dann notwendige Verhaltensänderungen abgeleitet werden.

So sorgen Sie für mehr Bewegung im Büro

- ☞ Fahren Sie, wenn möglich, mit dem Rad zur Arbeit oder gehen Sie zu Fuß.
- ☞ Nehmen Sie statt des Fahrstuhls öfter mal die Treppe.
- ☞ Zentralisierte Arbeitsbereiche, wie Druckerinseln oder Kopierstationen auf dem Flur, Bibliotheken und Konferenzbereiche, verbessern die Kommunikation und fördern die körperliche Bewegung.
- ☞ Durch Telefonieren im Stehen kann unkompliziert ein Haltungswechsel vorgenommen werden.

Bürostühle

Der Bürostuhl ist ein Arbeitsgerät, von dessen sinnvoller Gestaltung und Nutzung unsere Gesundheit und Leistungsfähigkeit in hohem Maße abhängen. Ein individuell angepasster Bürostuhl soll die

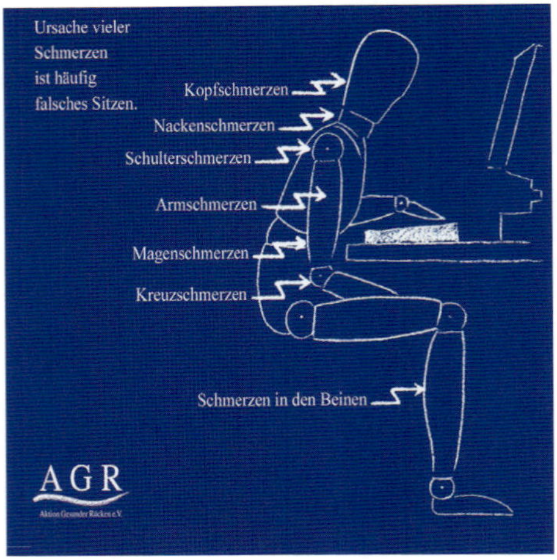

Wirbelsäule stützen, wechselnde Arbeitshaltungen ermöglichen und optimale Leistungsbereitschaft fördern. Natürlich muss dabei die Gesamtheit, also Platz- und Lichtverhältnisse, ergonomische Stuhlqualität, Schreibtischmaß, Bildschirmanordnung etc., gesehen werden und stimmig sein.

Folgende Anforderungen sind an einen guten Bürostuhl zu stellen:

- Wichtig ist eine Synchronverstellung von Sitzfläche und Rückenlehne. Sie verändert den Öffnungswinkel zwischen beiden Teilen in einem körpergerechten Verhältnis. Die Drehachse der Sitzfläche muss so nah wie möglich an der Sitzvorderkante liegen, damit diese sich bei der Rückneigung der Rückenlehne nicht anhebt.

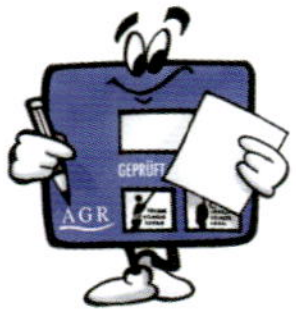

- Der Anlehndruck der Rückenlehne muss individuell regulierbar sein, oder sich automatisch auf die Bedürfnisse unterschiedlicher Nutzer einstellen. Er muss das Gefühl haben, beim Anlehnen Widerstand überwinden zu müssen (Förderung der Muskelaktivität). Das muss noch als angenehm und darf nicht als anstrengend empfunden werden.
- Die Rückenlehne muss eine ausgewogene Unterstützung ermöglichen.
- Der Öffnungswinkel zwischen Rückenlehne und Sitzfläche muss unter Krafteinwirkung 90° überschreiten und bei ausreichender Stand-Sicherung mindestens 110° betragen.

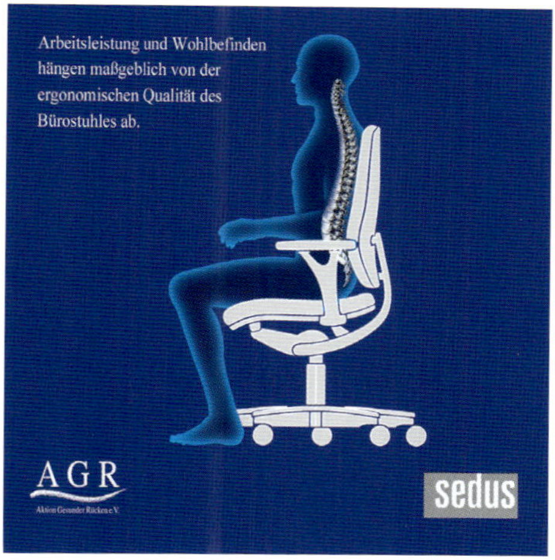

- Die anatomisch geformte Sitzfläche soll gewährleisten, dass man auch beim Zurücklehnen nicht aus dem Sitz herausrutscht. Eine korrekte Beckenstellung wird dadurch unterstützt.

- ☞ Der Stuhl muss über eine Abfederung der Sitzfläche, auch in der untersten Sitzposition, verfügen, um die Wirbelsäule beim Hinsetzen vor Stößen zu schützen.
- ☞ Die Rückenlehne sollte so hoch wie möglich sein, damit die Brustwirbelsäule beim Zurücklehnen entlastet wird (Mindesthöhe 45 cm von Sitzfläche bis Lehnenoberkante in unterster Stellung).
- ☞ Beim Anlehnen sollte sich die Rückenlehne nicht nach oben schieben, da ansonsten das Hemd – die Bluse aus der Hose gezogen wird. Zudem muss das Wegkippen des Beckens verhindert werden.
- ☞ Damit die natürliche Form der Wirbelsäule auch beim Sitzen erhalten bleibt, muss die Lendenwirbelsäulenstütze individuell korrekt eingestellt werden können oder sich automatisch anpassen. Eine in die Rückenlehne integrierte Höhen und ggf. Tiefen einstellbare Lordosenstütze oder zumindest eine höhenverstellbare Rückenlehne (mit Lordosenstütze) sind für eine individuelle Anpassung an den Rücken absolut erforderlich.
- ☞ Eine ergonomische Alternative zur einstellbaren Lordosenstütze ist beispielsweise die „autoadaptive" Rückenlehne. Sie passt sich automatisch dem Rücken des Benutzers an. Dieses flexible Rückensystem denkt mit und sorgt für permanente ergonomische Rückenunterstützung. Auf diese Weise befindet sich die Wirbelsäule des Sitzenden in jeder Haltung und zu jedem Zeitpunkt in engem Kontakt zur Rückenlehne.
- ☞ Achten Sie darauf, dass bei permanentem Lehnenkontakt die Bewegungsfreiheit von Schultergelenken und Armen durch das Polster nicht beeinträchtigt wird.
- ☞ Um den unterschiedlichen Oberschenkellängen der Nutzer gerecht zu werden, ist eine individuell einstellbare Sitzflächentiefe notwendig, (z. B. Schiebesitz). Wichtig: Zwischen Kniegelenk und Sitzvorderkante sollte ein handbreiter Raum frei sein, um die Durchblutung der Beine zu gewährleisten. Alternativ kann natürlich eine für den Dauernutzer passende, nicht verstellbare Sitzfläche genügen.

☞ Bei Stühlen mit großem Öffnungswinkel[1] muss eine entsprechende Rückenlehnenhöhe und eine in Höhe und Neigung einstellbare Nackenstütze angeboten werden.

☞ Vorteilhaft sind darüber hinaus Armlehnen. Sie unterstützen das rückengerechte Hinsetzen und Aufstehen und entlasten zeitweise die Schultergürtelmuskulatur. Die Armlehnen sollten in Höhe, Breite und Tiefe verstellbar sein und zudem so breit sein, dass der Unterarm bequem aufliegen kann. Schwenkbare Armlehnen optimieren die Armunterstützung bei über die Stuhlbreite hinausgehenden Bewegungen und bei in der Arbeitshaltung leicht gespreizten Armen.

☞ Alle Bedienelemente müssen leicht verständlich, leicht zugänglich, funktionell, ergonomisch gestaltet und einfach zu handhaben sein.

☞ Achten Sie darauf, ob die Bürostühle objektiv und von unabhängiger Seite geprüft und entsprechend ausgezeichnet sind, wie z. B. mit dem Gütesiegel der Aktion Gesunder Rücken (AGR) e. V. Dies gibt Ihnen die notwendige Sicherheit bei der Auswahl eines „rückengerechten“ Produktes.

Der Bürostuhl in der Zusammenfassung:

Mindestanforderungen:
- Synchronverstellung
- Rückenlehnendruck individuell einstellbar
- Sitzfläche anatomisch geformt
- Sitztiefenfederung
- Rückenlehnenhöhe mind. 45 cm
- individuelle Lendenwirbelstütze
- Schiebesitz bzw. unterschiedlich große Sitzflächen
- Kopf-/Nackenstütze bei großem Öffnungswinkel

[1] Öffnungswinkel = Winkel zwischen Sitzfläche und Rückenlehne

Ebenfalls sinnvoll:

- funktionsgerechte Armstützen, anpassbar in Breite/Höhe/Tiefe
- Armauflage schwenkbar
- klimafreundliche Sitz- und Lehnenpolster
- Mikrobewegungen (siehe Seite 70 ff.)
- autoadaptive Rückenlehne
- passende oder einstellbare Sitztiefe
- ausreichende Sitzbreite

Das nach vorne gebeugte Sitzen (Rundrücken) wird subjektiv als besonders bequem empfunden. Diese Sitzhaltung wiederholt und über längere Zeiträume eingenommen belastet jedoch die Wirbelsäule und vor allem die Bandscheiben sehr stark. Aufrechtes Sitzen dagegen entlastet die Bandscheiben, beansprucht allerdings die Rückenmuskulatur. Am wenigsten schadet die zurückgelehnte Sitzhaltung, doch auch sie sollte nicht zu lange eingenommen werden. Deshalb fordern Experten das dynamische Sitzen, bei dem häufig die Sitzpositionen gewechselt werden. Voraussetzung dafür ist, dass der Stuhl alle Bewegungen mitmacht, d. h., die Rückenlehne muss den Bewegungen des Oberkörpers automatisch folgen und so den Rücken permanent stützen.

Dann kann man sich bequem nach hinten lehnen, mal recken und strecken, nach vorne neigen, aufrecht sitzen und sich drehend nach links oder rechts bewegen. Und die Wirbelsäule ist dabei stets abgestützt, wenn die goldene Regel „Hintern hinten!“ beachtet wird. Denn die Sitzfläche muss in jeder Lage „vollständig besessen“ werden. Dieses bewegte Sitzen hilft nicht nur den Bandscheiben, auch die Muskulatur ist permanent aktiv. So wird der ganze Körper und vor allem unser „Denkorgan“ ausreichend durchblutet und mit Sauerstoff versorgt. Dies hält uns körperlich und geistig fit und gesund.

Der Büroschlaf fördert die Leistung und Konzentration

Wechselnde Sitzpositionen bis hin zum Liegen sind in einigen Bürostuhlkonzepten umgesetzt worden. Diese Bürostühle zeichnen sich durch einen besonders großen Öffnungswinkel aus, der eine so genannte Relaxposition ermöglicht.

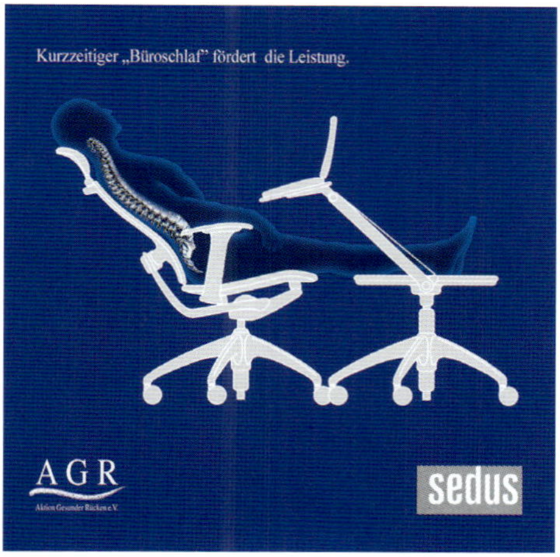

Vor wenigen Jahren wäre es noch undenkbar gewesen, im Büro liegend zu arbeiten. Nicht nur deswegen, weil unsere Bürotätigkeit diese Position nicht zugelassen hätte, sondern weil die Horizontale als Arbeitshaltung im Büro gesellschaftlich nicht legitimiert war. Doch vieles lässt sich bereits heute in der zurückliegenden Haltung ohne Kraftaufwand per Mausklick, per Spracheingabe oder über mobile Touchscreens erledigen. Aber nicht nur der Körper profitiert von der liegenden Haltung, sondern auch der Geist. Neue Erkenntnisse aus der Schlafforschung bestätigen, dass beispielsweise ein im Liegen durchgeführter Minutenschlaf nachweislich die Arbeitsleistung und das Wohlbefinden erhöht. Wer den „Quick Nap" in seinen Lebensrhythmus integriert, ist messbar konzentrierter, reaktionsschneller, leistungsfähiger und ausgeglichener als die, die das horizontale Intermezzo im Laufe eines Tages nicht nutzen.

Ein erweitertes Sitzkonzept: Bürostühle mit Mikrobewegung

Ein Faktor für die Entstehung von Rückenschmerzen ist die Abnutzung der Bandscheiben und die unzureichende Bandscheibenernährung, oft ausgelöst durch mangelnde Bewegung und langes oft falsches Sitzen am Arbeitsplatz.

In den letzten Jahrzehnten wurden zur Abhilfe aktive Sitzkonzepte entwickelt, die vor allem das dynamische Sitzen fördern. Das dynamische Sitzen erfordert oft ein bewusstes Handeln des Menschen. In konzentrierten Arbeitsphasen verfällt man schnell in starre Sitzhaltungen, die wiederum die bekannten Risiken nach sich ziehen. Ein innovativer Ansatz zum passiv bewegten Sitzen versucht, die Forderung nach Bewegung am Arbeitsplatz mit einem anderen Konzept zu fördern:

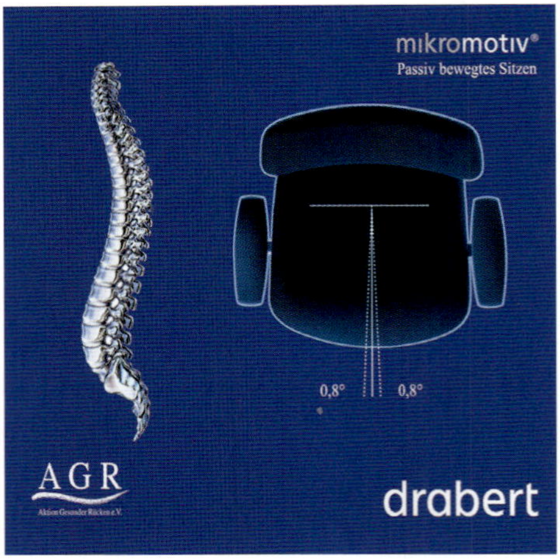

Mikrorotationsbewegungen der Sitzfläche üben dynamische Reize auf den Sitzenden aus, was Muskelentspannung fördert und die Ernährung der Bandscheiben unterstützt. Die Sitzfläche des Bürostuhls rotiert abwechselnd fünf Mal in der Minute um 0,8 Grad nach links und rechts.

In unterschiedlichen Untersuchungen an europäischen Universitäten wurde die Wirkung des rotations-dynamischen Sitzens überprüft. In einer medizinischen Langzeitstudie der Universität Marburg unter der Leitung von Prof. Dr. Markus Lengsfeld kam man zu dem Ergebnis, dass das passiv bewegte Sitzen nicht nur schmerzlindernde Wirkung zeigt. Offensichtlich haben die Mikrorotationen auch einen entspannenden Effekt auf die Rückenmuskulatur, sie entlasten die Wirbelsäule, und mindern das Thrombose-Risiko. Gleichzeitig steigert sich das subjektive Wohlbefinden der Probanden.

Das Institut für Manualmedizin Eindhoven hat ebenfalls in einem Versuch festgestellt, dass kontinuierliche Mikrorotationen der Sitzfläche bei längerem Sitzen Rückenschmerzen deutlich lindern. Zudem konnte das Institut belegen, dass die Körperlänge durch die Rotationsbewegung zunimmt. Bei Testpersonen auf dem gleichen Stuhl aber ohne Rotation zeigte sich eine Abnahme der Körperlänge. Die Wissenschaftler nehmen an, dass dieser Effekt auf eine verbesserte Ernährungssituation der Bandscheiben zurückzuführen ist.

Dieses ergonomische Sitzkonzept wurde inzwischen als Medizinprodukt anerkannt, was bisher einmalig in der Bürostuhlbranche ist. Das Verfahren findet daher auch in anderen Bereichen Anwendung wie z. B. bei Wohnraumsitzmöbeln (siehe Seite 99 ff).

Richtiges Sitzen auf dem Bürostuhl

Doch was helfen alle technischen Lösungen, wenn sie ungenutzt bleiben und der Stuhl nicht auf die individuellen Bedürfnisse des Nutzers eingestellt wird. Machen Sie sich daher mit den Einstellmöglichkeiten Ihres Bürostuhles vertraut. Die Gebrauchsanweisung des Herstellers hilft Ihnen dabei. Gute Hersteller und gute Händler bieten ihren Kunden sogar persönliche Einweisung und Schulung. Wer lange Zeit falsch sitzt, also beispielsweise vorn übergebeugt oder verdreht, behindert Atmung und Verdauung. Das „schlechte Sitzen“ kann zu vorzeitiger Ermüdung, Durchblutungs- und Verdauungsstörungen sowie Rückenschmerzen bis hin zu ernsthafteren Muskel- und Skeletterkrankungen führen.

Achten Sie beim Sitzen deshalb auf folgende Punkte und korrigieren Sie diese gegebenenfalls:

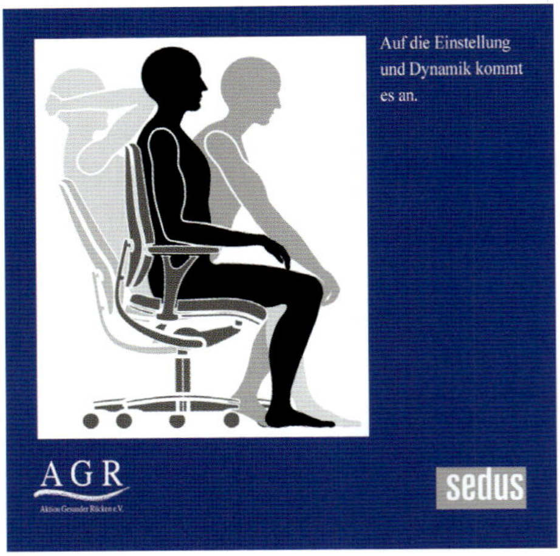

☞ Sitzfläche gut ausnutzen: Nur so ist der stützende Kontakt zur Rückenlehne gewährleistet.

☞ Sitzhöhe exakt einstellen: Das Ellenbogengelenk sollte etwa um 90° angewinkelt sein, wenn die Unterarme waagerecht auf der Arbeitsfläche liegen. Das Kniegelenk sollte ebenfalls um 90° angewinkelt sein, wenn die Füße vollflächig den Boden berühren. Ist die Arbeitsfläche zu hoch und kann nicht nach unten korrigiert werden, benötigen Sie eine Fußstütze. Die Fußstütze sollte rutschfest, mindestens 45 cm breit und 35 cm tief sowie in Höhe und Neigung verstellbar sein.

☞ Rückenlehne einstellen: Die Wölbung in der Rückenlehne sollte die Wirbelsäule im Bereich des 3. und 4. Lendenwirbels auf Höhe des Beckenkamms abstützen.

☞ Dynamisch sitzen: Das bedeutet, die Sitzhaltung häufig zu wechseln. So wird die Muskulatur vielseitig beansprucht und trainiert. Körperliche Defizite, wie z. B. Muskelschwäche, kann auch der beste Bürostuhl nicht beheben.

Eine ideale Ergänzung des Büroarbeitsplatzes stellen kombinierte Sitz-Steh-Arbeitsplätze oder ein zusätzliches Stehpult dar – mehr dazu ab Seite 80.

Aktivsitzmöbel

Aktive Sitzmöbel vermeiden belastende Dauerhaltungen und unterstützen den natürlichen Bewegungsdrang. Aktiv sitzen heißt, sich auch im Sitzen häufig zu bewegen, wobei man ständig die Sitzposition wechselt. Viel zu oft findet man starre und zu schlecht geformte Stühle. Dabei geht es sehr viel einfacher und besser, wenn wir die bisher gewohnte Gleichung „Sitzen = Stillsitzen“ infrage stellen. Es ist empfehlenswert, sich auch im Sitzen öfter zu bewegen.

Eine Möglichkeit hierzu bietet zum Beispiel ein Sitzball. Das Sitzen auf dem Ball vermittelt eine Fülle von Bewegungsreizen, die wir zur Ausbildung und zum Erhalt der stützenden und haltenden Muskulatur benötigen. Der Ball ist ursprünglich ein Sitzgerät zum Üben neurophysiologischer Reflexe und hat im Rahmen der Rückenschule seinen Siegeszug in Büro und Wohnzimmer angetreten. Dabei war der Ball nie als ganztägiges Sitzgerät geeignet. Wegen der labilen Unterlage besteht ein erhöhtes Risiko, dass der Ball wegrollt und Unfälle provoziert. Außerdem benötigt er viel Platz. Aus Sicherheitsgründen ist er nicht zur Nutzung am Arbeitsplatz in der Firma zugelassen.

In der Zwischenzeit sind jedoch Sitzmöbel konstruiert worden, die die Vorteile des Sitzballes, das aktive Sitzen, mit einem festen Standort und geringem Platzbedarf optimal verbinden. Im Folgenden erfahren Sie, welche Auswahlkriterien man bei einem Aktivsitzmöbel beachten muss.

☞ Ein im vorgenannten Sinne konstruiertes Sitzmöbel sollte sich an den Grundeigenschaften des Pezziballes orientieren. Es bietet Bewegungsmöglichkeit in allen drei Dimensionen, d. h., Schwingen in der Vertikalen und horizontale Bewegungen in allen Richtungen sind möglich. Dies bringt eine ganze Reihe positiver Effekte mit sich, u. a. die flächige Belastung der Bandscheiben, kontinuierliche Be- und Entlastung der Bandscheiben und der Muskulatur (Vermeidung von Verspannungen), ein Training der Rücken- und Bauchmuskulatur, der Kreislauf wird angeregt und Ermüdung wird vorgebeugt.

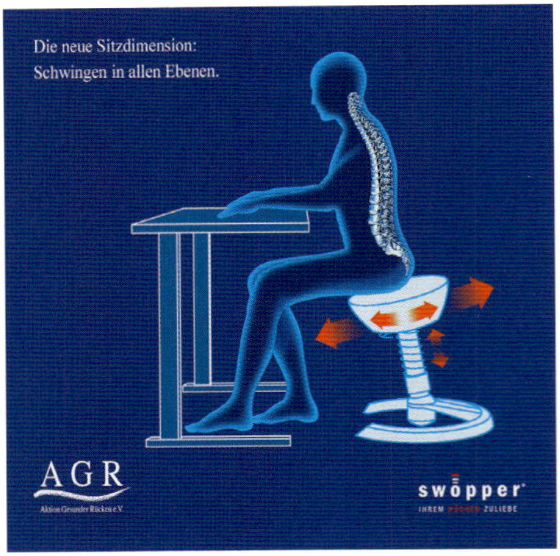

☞ Die Sitzfläche sollte konvex, also nach oben gewölbt sein. Dadurch wird der Tendenz einer Beckenkippung nach hinten (Rundrücken) deutlich entgegengewirkt.

☞ Das Sitzmöbel sollte über einen sicheren Stand verfügen. Aus Sicherheitsgründen ist ein unkontrolliertes Umkippen und Wegrollen unbedingt zu verhindern. Außerdem sollte die Möglichkeit bestehen die seitliche Auslenkung zu begrenzen, denn dadurch erhalten auch schwerere oder rekonvaleszente Personen sowie Personen, die nicht mehr reaktionsschnell sind oder deren Koordinationsfähigkeit eingeschränkt ist, mehr Sicherheit.

☞ Ein flexibles Arbeiten erfordert eine gewisse Beweglichkeit des Sitzmöbels. Diese muss problemlos möglich sein, z. B. durch Rollen oder geeignete Gleitringe, passend für die jeweiligen Bodenbeläge.

- ☞ Der Sitz muss zur optimalen Nutzung höheneinstellbar sein. Der Winkel zwischen Oberkörper und Oberschenkel sollte zwischen 90 und 110 Grad betragen, d. h., die Oberschenkel fallen dabei leicht nach vorne ab.
- ☞ Weg und Widerstand sowohl der seitlichen, horizontalen Auslenkung und der vertikalen Schwingungen sollten einstellbar sein. Die seitliche Auslenkung sollte dem Wohlbefinden und dem persönlichen Bewegungsbedürfnis gerecht werden. Bei vertikalen Schwingungen ist darüber hinaus eine körpergewichtsabhängige Einstellung wichtig, um die Wirbelsäule vor ungefilterten Stößen zu schützen.
- ☞ Bei einem Aktivsitzmöbel ist eine Rückenlehne nicht zwingend erforderlich. Eine solche kann aber sinnvoll sein, um den Wechsel zwischen „aktiv-dynamischem“ und „unterstützendem“ Sitzen zu ermöglichen.
- ☞ Achten Sie darauf, ob die Sitzmöbel objektiv und von unabhängiger Seite geprüft und entsprechend ausgezeichnet sind, wie z. B. mit dem Gütesiegel der Aktion Gesunder Rücken (AGR) e. V. Dies gibt Ihnen die notwendige Sicherheit bei der Auswahl eines „rückengerechten“ Produktes.
- ☞ Praxistipp: Bewährt hat es sich, den Wechsel zwischen Stuhl und Sessel oder dergleichen und dem mobilen Aktiv-Sitzmöbel für ein Mehr an Bewegung anzubieten bzw. zu ermöglichen.

Aktivsitzmöbel in der Zusammenfassung:

Mindestanforderungen:
- mehrdimensionale Beweglichkeit der Sitzfläche
- konvexe Sitzfläche
- fester Stand
- Höhenverstellung
- Weg und Widerstand der Schwingungen einstellbar
- einstellbar auf das Körpergewicht

Ebenfalls sinnvoll:
- Lehne (als Option für den zusätzlichen Haltungswechsel)

Im Markt gibt es inzwischen sogar sehr gute Angebote für „Aktivsitzmöbel“ für Kinder und Jugendliche. Für diese Produkte gelten die gleichen Anforderungen, wie hier und auf Seite 114 ff. in dem Kapitel „Kinder und Jugendliche“ beschrieben. Da leider mehr und mehr Kinder und junge Menschen von dem Problem Rückenschmerzen betroffen sind, bedeutet für diese Gruppe, „aktiv Sitzen“, eine effektive Maßnahme um ernste Probleme zu vermeiden und bereits vorhandene reduzieren zu können. Die Wichtigkeit dieses Themas bewusst zu machen ist Aufgabe und Pflicht der Erwachsenen.

Stehhilfen/Variositzmöbel

Obgleich in die Arbeitsplatzgestaltung mittels Sitzecken oder Steh-/Sitzkombinationen schon Bewegung gekommen ist, gibt es reine Steharbeitsplätze, an denen ständig stehend gearbeitet werden muss. Damit solche Arbeitsbedingungen langfristig ohne gesundheitliche Schäden überstanden werden können, sind so genannte Stehhilfen unverzichtbar. Stehhilfen bieten im Idealfall die Möglichkeit, auf normaler Bürostuhl-Sitzhöhe zu agieren ebenso wie auf dem deutlich höheren Stehsitzniveau. Sie haben eine relativ kleine, in der Neigung verstellbare Sitzfläche und können leicht am Arbeitsplatz verschoben werden. Sie bestehen entweder aus einer zentralen Säule mit einem größeren Fuß oder aus zwei Stützen, vergleichbar mit dem Bauprinzip einer Stehleiter. Gemeinsam ist allen, dass sie eine Körperhaltung zwischen Sitzen und Stehen ermöglichen. Bei Betroffenen, die Stehhilfen nutzen, lasten bis zu 60 % des Körpergewichts nicht mehr auf den Beinen und Füßen, sondern auf der Stehhilfe. Das schont Kreislauf, Gelenke, Bänder und Sehnen und ermöglicht das dynamische Aufrichten der Wirbelsäule.

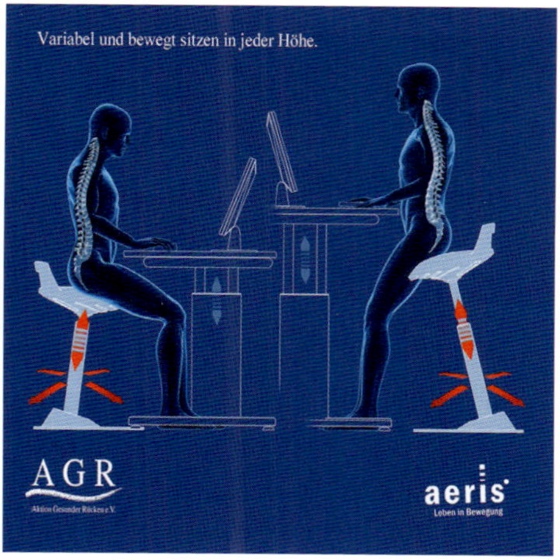

Der Einsatz von Stehhilfen ist aber nicht nur für reine Steharbeitsplätze zu empfehlen, sondern auch für Sitzarbeitsplätze im Büro. Hier kann die Stehhilfe einen wichtigen Beitrag zum Wechsel zwischen Sitzen und Stehen leisten.

Tipps für den Einsatz von Stehhilfen und grundsätzliche ergonomische Anforderungen:

☞ Werfen Sie einen Blick auf den geplanten Einsatzort, bevor Sie nach einer Stehhilfe Ausschau halten: Ist dort genügend Platz für Füße, Beine und Stehhilfe?

☞ Überlegen Sie vor dem Kauf einer Stehhilfe genau, was sie leisten soll. Wechseln Sie während Ihrer Arbeit oft die Arbeitshöhe? Neigen Sie Ihren Oberkörper oft nach vorn oder zur Seite? Verlassen Sie häufig den Sitz- oder Steharbeitsplatz?

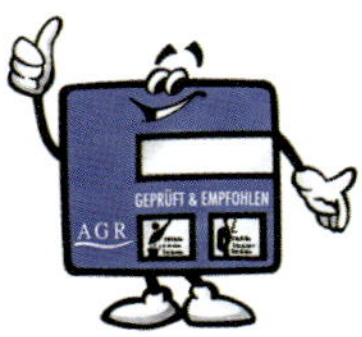

☞ Die Stehhilfe sollte bequem und ergonomisch sowie ausreichend standsicher gestaltet sein. D. h., sie darf auf unterschiedlichen Böden, wie Beton, Fliesen, PVC, Teppich oder Parkett, nicht plötzlich wegrutschen.

☞ Der gesamte Sitz sollte an die Bewegungen des Benutzers und an verschiedene Steh- und Sitzpositionen anpassbar sein. Wichtig ist eine Einstellbarkeit des Neigungswinkels sowie der Sitzhöhe (mindestens von 48 bis 80 cm), damit die Füße vollflächig auf den Boden gestellt werden können.

☞ Die Abstützfläche sollte nicht zu tief (etwa 15 cm) und Ihnen zugeneigt sein dafür ist ein Neigungswinkel zwischen 15 und 30 Grad Voraussetzung. Die Vorwärtsneigung hat das Ziel, die physiologische Krümmung der Wirbelsäule auch bei hoher Sitzposition zu unterstützen und zugleich die Standsicherheit zu erhöhen. Achten Sie auch darauf, dass die Abstützfläche mit einer Rundung in die Vorderkante übergeht, sonst drohen Druckstellen.

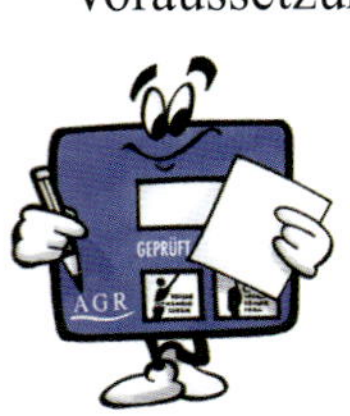

☞ Die Stehhilfe sollte über eine Rückenlehne oder Gesäßabstützung verfügen, damit Sie eine spannungsfreie Körperhaltung einnehmen können.

☞ Die Stehhilfe sollte über eine dreidimensionale dynamische Beweglichkeit verfügen. Diese Beweglichkeit bewirkt unter anderem eine dynamische Aktivierung der Muskulatur des Rumpfes und der großen Gelenke, eine Aktivierung der Venenpumpe, eine Förderung der Beweglichkeit der Wirbelsäule, eine positive Beeinflussung der Druckverhältnisse an der Bandscheibe sowie eine Aktivierung der sensomotorischen Funktionen (Gleichgewichtssinn).

☞ Die Stehhilfe muss so leicht sein, dass sie vom Benutzer einfach an einen anderen Ort gestellt werden kann.

☞ Alle Bedienelemente sollten leicht auffindbar, leicht verständlich und leichtgängig sein.

☞ Damit Stehhilfe und Tisch ergonomisch gut zueinander passen, sollte der Tisch höhenverstellbar sein.

Stehhilfen/Variositzmöbel in der Zusammenfassung:

Mindestanforderungen:

- Vorwärtsneigung
- dreidimensionale Beweglichkeit
- Anpassung der Sitzvorderkante an die Neigung der Oberschenkel
- Anpassung des gesamten Sitzes an die Bewegungen des Benutzers und an verschiedene Steh-Sitzsituationen
- fester Stand

Steh-/Sitzdynamik: Büroarbeitstische und Stehpulte

Für die effektive Büroarbeit und für das Wohlbefinden am Arbeitsplatz ist nach heutigen Erkenntnissen, neben einer positiven Einstellung des Menschen, der Wechsel zwischen Sitzen, Stehen und Bewegen ideal. Dabei sollte eine Faustregel der Arbeitsmediziner beherzigt werden: 50 % Sitzen, 25 % Stehen und 25 % Gehen. Ein Umdenken ist unbedingt erforderlich, bedenkt man, dass rund 98 % aller Computeranwender im Sitzen arbeiten Tag für Tag Woche für Woche. Ein wahrer Sitzmarathon also, der inzwischen sogar teilweise Einzug in den Produktionsbereich gefunden hat. Von der Möglichkeit ihren Computer im Wechsel auch in Stehhöhe zu benutzen haben viele noch gar nichts gehört. Arbeitstische, die einen Wechsel zwischen Sitzen und Stehen zulassen, bieten einen echten Qualitätssprung hinsichtlich einer dynamischen Arbeitsweise. Beim Wechsel zwischen Sitzen und Stehen passiert im Körper einfach mehr, als nur beim Wechsel zwischen verschiedenen Sitzhaltungen. Neben einer sofort spürbaren Verbesserung des körperlichen Wohlbefindens bringt der freie Wechsel der Körperhaltungen einen erstaunlichen Effekt: Auch die geistige Leistungsfähigkeit und der kreative Aktionsradius des arbeitenden Menschen erweitern sich beträchtlich.

Viele Bürotätigkeiten sind problemlos im Stehen oder Gehen zu bewältigen, das Telefonieren sei hierbei nur ein Beispiel.

Eine wertvolle Unterstützung bietet die Nutzung eines höhenverstellbaren Schreibtisches, ebenso wie die Nutzung eines Stehpultes. Diese wurden schon von unseren Vorfahren genutzt, gerieten dann jedoch leider (fast) in Vergessenheit und erleben heute wieder eine Renaissance. Beide Produkte ermöglichen problemlos den Wechsel zwischen Sitzen und Stehen. Heute nennt man das „Steh-/Sitzarbeitsplatz“.

Hier nun einige grundsätzliche ergonomische Anforderungen an den Steh-/Sitzarbeitsplatz (hier höhenverstellbarer Büroarbeitstisch):

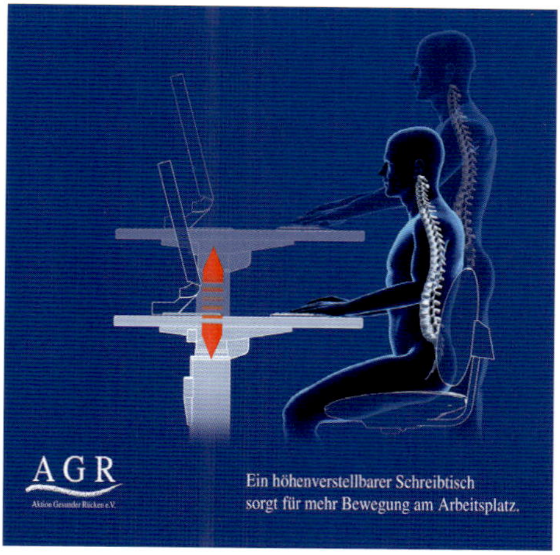

☞ Eine schnelle, individuelle, problemlose Einstellung des Tisches auf Ihre Körpermaße ist das A und O. Bei locker in den Schultergelenken herabhängenden Armen und rechtwinklig abgewinkelten Ellenbogen sollen die Unterarme auf der Tischplatte aufliegen können. Apropos Verstellung: Diese muss unabhängig von der Belastung problemlos, leicht und ohne Werkzeuge in der Höhe möglich sein.

☞ Der Schreibtisch muss über eindeutige, leicht erreichbare Bedienelemente verfügen.

☞ Eine ausreichende Beinfreiheit ist äußerst wichtig, da es ansonsten zu Behinderungen beim Arbeiten (u. a. Verdrehungen) kommen kann. Die vom TÜV vorgegebene Beinfreiheitskurve (definiert den erforderlichen Freiraum für die Beine beim Sitzen/Stehen am Schreibtisch – untersagt zum Beispiel störende Quertraversen) muss erfüllt werden.

☞ Die Lichtquellen sollten absolut blendfrei sein – dazu zählt auch das Sonnenlicht. Wenn es von der Seite kommt, dann sollte es keine zusätzlichen störenden Schatten werfen. Die Möglichkeit zur Verwendung von intelligenten Lichtschutzvorrichtungen sind wahrzunehmen.

Büroarbeitstische in der Zusammenfassung:

Mindestanforderungen:
- einfache Höheneinstellung, die ein aufrechtes Sitzen ermöglicht
- eindeutige Bedienelemente
- ausreichende Beinfreiheit

Ebenfalls sinnvoll:
- Fußstütze (als wechselnde Unterstützung bei der Steharbeit)

Gesundheit und Motivation fördern mit Stehpult-Konzepten

Eine andere Möglichkeit, die gesunde Steh-Sitzdynamik zu fördern, bieten Stehpulte. In vielen wissenschaftlichen Untersuchungen konnte eine positive Beeinflussung der Arbeitsleistung und der Gesunderhaltung durch die aktive Nutzung von Stehpulten nachgewiesen werden. Der Arbeitsplatz Stehpult muss dabei so gestaltet sein, dass er zu einem häufigen Haltungswechsel animiert, so z. B. durch ein dort befindliches Telefon.

Der gesundheits- und leistungsfördernde häufige Wechsel zwischen Sitzen, Stehen und Bewegen gelingt aber nur dann, wenn:

- sie keinen Mehraufwand vom Nutzer erfordert,
- sich die Arbeitsorganisation verbessert,
- persönliche Vorteile unmittelbar spürbar und
- genügend Anreize zum Haltungswechsel gegeben sind.

Generell gilt es zwischen freistehenden und integrierten (auf einem Tisch befestigt) Stehpulten zu unterscheiden.

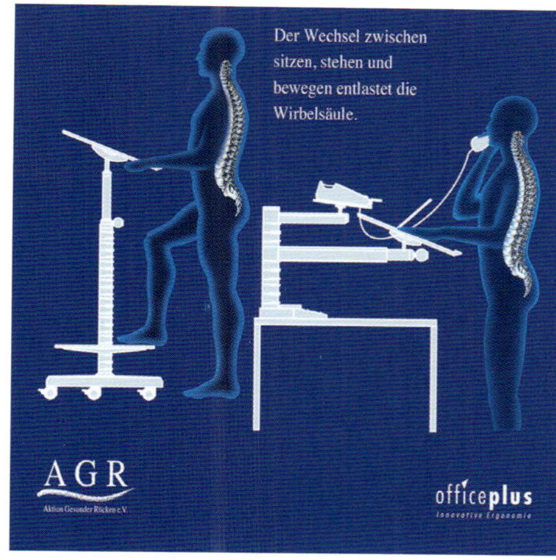

Folgende Aspekte sind bei der Auswahl zu berücksichtigen:

- Das Stehpult muss leicht auf die Körpergröße des Nutzers einstellbar sein und so auch unterschiedlichen Nutzern in jeder Position ein Arbeiten in aufrechter Haltung ermöglichen. Je schneller und bequemer (ohne Werkzeuge!) die Höhenverstellung realisiert werden kann, desto vielseitiger wird das Stehpult eingesetzt. Beim Stehpult ist das Wichtigste die richtige Höhe der Vorderkante. Die Ellenbogen sollen sich etwa zwei Finger breit über der Vorderkante der Pultplatte befinden, wenn Sie Ihre Hand zu einer Faust geschlossen, aufrecht stehend, unter das Kinn halten.
- Bei einem nachrüstbaren, am Arbeitsplatz integrierten Stehpult ist eine möbelunabhängige Befestigung sinnvoll. Das Stehpult muss entsprechend den individuellen Arbeitsabläufen dort installiert werden, wo es für die Nutzung am günstigsten ist. Dies kann sich im Laufe der Nutzung auch verändern. Das Stehpult muss zudem ausreichend stabil sein, d. h., der Benutzer muss sich mit dem Oberkörper auf dem Pult abstützen können.

☞ Die Arbeitsflächenposition muss zudem flexibel (360° = um die eigene Achse drehbar) sein. Dadurch wird eine rückengerechte Positionierung der Pultplatte in jeder Situation ermöglicht. Das heißt, die Arbeitsfläche muss immer so eingestellt sein, dass man direkt vor dem Pult/der Platte stehen und arbeiten kann.

☞ Die Stehpultplatte muss eine Neigungsmechanik (leicht bedienbar!) haben, denn je mehr die Pultplatte neigbar ist, umso weniger muss der Kopf beim Schreiben bzw. Lesen nach vorne geneigt werden. Dies erspart so manche muskuläre Verspannung.

☞ Optimal ist eine integrierte – bei Nachrüstung zustellbare – Fußstütze. Diese hilft, die Beine zu entlasten und eine Beckenkippung nach hinten (Folge: Rundrücken) zu verhindern. Dabei sollten abwechselnd die Füße bei abgewinkelten Kniegelenken abgestützt werden (so genannter Treseneffekt).

☞ Das Stehpult muss einen sicheren Stand haben. Sind Rollen (z. B. für einen leichten Standortwechsel) vorhanden, so müssen diese leicht arretierbar sein.

☞ Die Pultplatte muss über eine ausreichend dimensionierte Arbeitsplatte (mindestens DIN A3) verfügen.

☞ Achten Sie darauf, ob die Stehpulte objektiv und von unabhängiger Seite geprüft und entsprechend ausgezeichnet sind, wie z. B. mit dem Gütesiegel der Aktion Gesunder Rücken (AGR) e. V. Dies gibt Ihnen die notwendige Sicherheit bei der Auswahl eines „rückengerechten“ Produktes.

☞ Generell sollte eine fachgerechte Produkteinweisung erfolgen.

Stehpulte in der Zusammenfassung:

Mindestanforderungen:
- einfache Höheneinstellung
- möbelunabhängige Befestigung (beim nachrüstbaren Stehpult)
- flexibel veränderbare Pultplatte (360°)
- neigungsverstellbare Pultplatte
- sicherer Stand
- Fußstütze
- Pultplatte mit ausreichender Größe (mindestens DIN A3)

Ebenfalls sinnvoll:
Zubehör wie ...
- ... Arbeitsplatzleuchten
- ... Telefonhalterung
- ... Ablagekörbe

Übrigens: Die geistige Leistungsfähigkeit hängt entscheidend mit von der Durchblutung ab. Unbeweglichkeit führt automatisch zu einem Erlahmen des Kreislaufes. Beim abwechselnden Stehen zirkuliert das Blut ungehindert im Körper und transportiert deutlich mehr Sauerstoff ins Gehirn, welches dadurch bis zu 20 % reaktionsschneller ist.

Der Steharbeitsplatz sollte…

☞ … stets präsent sein

☞ … zur Nutzung anregen

☞ … ohne Aufwand benutzbar sein

☞ … nach dem Aufstehen direkt verfügbar sein

☞ … leicht integrierbar sein

- ☞ … an günstiger Stelle installiert sein (bei Befestigung z. B. auf dem Schreibtisch)
- ☞ … mobil sein, z. B. auf Rollen
- ☞ … mit einer Fußstütze ausgerüstet sein.

Unternehmen mit den besten qualitativ hochwertigsten Arbeitsplätzen werden sich im globalen Wettbewerb behaupten, weil sie die besten, motiviertesten und innovativsten Mitarbeiter haben werden.

Die Verbindung von Arbeitsplatzqualität und Wettbewerbsfähigkeit lässt sich inzwischen eindeutig in den Bilanzen nachweisen. Das Büro braucht Bewegung – dadurch wird die geistige Leistungsfähigkeit gefördert und nur so ist dauerhafte geistige Leistung möglich.

Bewegung bedeutet die Lage/Stellung von etwas ändern, unruhig sein, den Ort wechseln, aus gesundheitlichen Gründen in Bewegung halten, von etwas ergriffen sein, zu einem Entschluss/Handeln bringen, Aktivitäten entwickeln, sich entsprechend verhalten. Es geht also um körperliche, kommunikative und emotionale Bewegung. Ein Büro sollte auf allen Ebenen positiv wirken. Menschen bewegen sich entweder unbewusst oder weil sie Spaß daran haben. Oder aber weil sie ein Ziel erreichen wollen. Sie verweigern die Bewegung, wenn sie sich dazu gezwungen fühlen.

Maus und Tastatur

Die professionelle Nutzung des Computers erfordert zunehmend die Verwendung von leistungsfähigen Peripheriegeräten. Maus und Tastatur gehören zu den wichtigsten Eingabegeräten. Falsche Nutzung und vielfach unergonomische Geräte führen immer häufiger zu Gesundheitsproblemen, denn beides belastet Wirbelsäule (insbesondere die Halswirbelsäule), Muskulatur und Gelenke (vorrangig Schulter und Hand). Diese massiven Belastungen, womöglich noch in Kombination mit negativem Stress, machen auf Dauer krank. Darunter leiden Arbeitspensum und -qualität und außerdem erhöht sich die Anzahl der krankheitsbedingten Ausfalltage. Nicht zuletzt verschlechtert sich dadurch sogar die eigene Lebensqualität, spätestens dann, wenn die Probleme chronisch werden.

Die entscheidende Frage ist, was kann man gegen diese Probleme tun? Fakt ist, je mehr Gegenmaßnahmen ergriffen werden, desto wahrscheinlicher wird die Lösung. Folglich gilt auch hier, dass wir zunächst lernen müssen, zu entspannen, mit negativem Stress richtig umzugehen, dass Vorgesetzte einen humanen Führungsstil leben, dass wir uns mehr bewegen, am Arbeitsplatz genauso wie in der Freizeit usw.

Eine weitere unverzichtbare Hilfestellung ist es, den gesamten Arbeitsplatz nach ergonomisch, rückenfreundlichen Gesichtspunkten zu gestalten. Dazu zählen u. a., Beleuchtung, Platzverhältnisse, Raumklima, sogar Farbgebung des Raumes, Mobiliar und natürlich auch ergonomisch optimale, bedienerfreundliche Tastaturen und Mäuse, die den Nutzer entlasten, anstatt ihn zusätzlich zu belasten.

Computermaus

Die Maus soll eine ergonomisch günstige Arbeitsposition ermöglichen, die Problemen im Handgelenkbereich sowie in der muskulären Gliederkette bis zur Halswirbelsäule entgegenwirkt.

Hierauf sollten Sie achten:

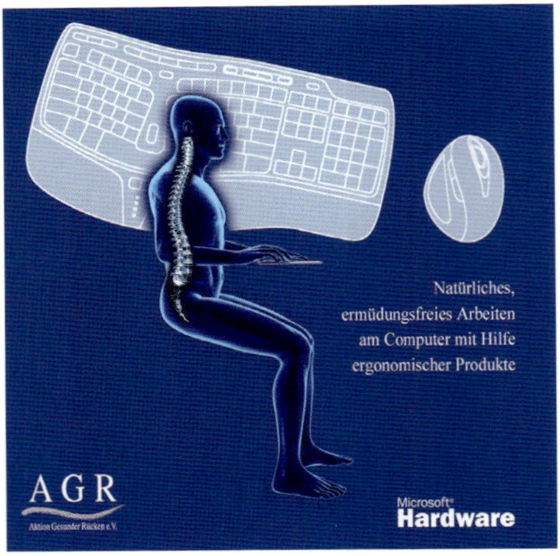

- ☞ Die Maus muss handgerecht sein, d. h., sie muss den funktionell-anatomisch-topographischen Gegebenheiten der Handinnenfläche und der Handgröße entsprechen. Einfach ausgedrückt, sie soll der Hand „bequem passen", weder die Finger „verbiegen" noch störend wirken.
- ☞ Die Maus muss leicht, mit geringer muskulärer Kraft zu bedienen sein. Wichtig ist, dass eine möglichst differenzierte (wechselnde) Inanspruchnahme der Hand- und Fingermuskulatur ermöglicht wird.
- ☞ Eine aufgabenspezifische Bedienung der Maus sollte auf unterschiedlich strukturierten Arbeitsflächen (Untergrund) möglich sein.
- ☞ Die Maustasten sollten mit wechselnden Fingern (z. B. Zeigefinger, Mittelfinger) bedienbar sein. Eine einseitige Belastung des Zeigefingers bei typischen „Klickbewegungen" (z. B. Scrollvorgängen) ist zu reduzieren, z. B. durch eine Verlagerung derselben Funktion auf andere Finger. Unter Umständen sollte bei sensomotorischen Einschränkungen eine dritte Maustaste verfügbar sein. Speziell ausgeprägte ergonomische Computermäuse sind auf die Bedienung einer

Hand ausgelegt. Linkshänder achten auf die Produktbeschreibung für ihre optimale Nutzung. Die vorstehenden Eigenschaften sollen auch für Linkshänder verfügbar sein.

☞ Beim Zugriff mittels der Maus auf ein gewünschtes Textfeld oder ein Zeichen auf dem Bildschirm dürfen keine Verzögerungen in der Übertragung auftreten. Durch zusätzlichen, reflexartigen Kraftaufwand wird somit nämlich vom Benutzer die Maus bewegt, um dem „Befehl" Nachdruck zu verleihen. Diese psychologische und körperliche Reaktion führt u. a. zu muskulösen Verspannungen in Schultermuskulatur und Handgelenken. Die Bewegung der Maus soll intuitiv und aufgabengerecht erfolgen. Die Übertragung der Mausbewegung auf die Bewegung des Cursor am Bildschirm erfolgt erwartungskonform, also direkt.

Die Computermaus in der Zusammenfassung:

Mindestanforderungen:

- Die Maus muss handgerecht sein.
- Die Hand liegt entspannt auf.
- Passt für unterschiedlich große Hände.
- Die Maus muss ein zielgesteuertes, präzises, erwartungskonfomes Arbeiten erleichtern.
- Das Reaktionstempo der Maus ist an die Arbeitsweise des Nutzers anpassbar.
- Leichte Bedienbarkeit – differenzierte Inanspruchnahme der Finger- und Handmuskulatur ist möglich.

Ebenfalls sinnvoll:

- Zusätzliche dritte Maustaste.
- Unterschiedliche Materialien erlauben erwartungskonforme Positionierung der Hand.

- Auch ohne Mauspad ist volle Funktion möglich.
- Oberflächenmaterialien verhindern zusätzliches Schwitzen.
- Optische Gestaltung lädt zur Benutzung ein.
- Weitere Informationen zur ergonomischen Nutzung sind verfügbar.

Keyboard/Tastatur

Stundenlanges konzentriertes Sitzen am PC und andauerndes Bedienen von Maus und Tastatur, das ist heute der Berufsalltag für viele von uns. Die Anzahl der Büro- aber auch Heimarbeitsplätze mit PC hat weiterhin steigende Tendenz. Mehr und mehr Arbeitsstunden verbringen wir vor dem PC, oft auch noch in der Freizeit. Andauerndes Arbeiten vor dem PC, an Texten, Grafiken, Tabellen, Computerspielen etc. ist belastend und ermüdend.

Viele kennen die dann oft auftretenden Beschwerden im Schultergürtel, das Gefühl der Taubheit, das in den Händen herauf kriecht, schmerzende Finger und Gelenke und ein Nacken, der sich kaum noch bewegen lässt. Auf längere Sicht können sich daraus schnell ernst zu nehmende Beschwerden entwickeln, von der Sehnenscheidenentzündung über Schulter-, Nacken- und Kopfschmerzen, bis hin zu Durchblutungsproblemen, z. B. auch der inneren Organe, die letztlich sogar chronisch werden können. Richtiges Eigenverhalten in Kombina-

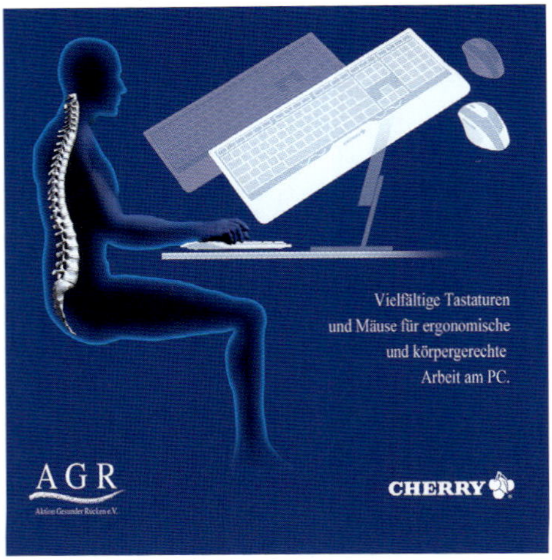

tion mit einem ergonomisch sinnvollen Arbeitsplatz, wozu natürlich auch ergonomisch funktionale Tastaturen gehören, helfen dabei, die Problematik drastisch zu verringern.

Der arbeitstechnische Nutzen, vor allem der gesundheitliche Nutzen von ergonomisch guten Eingabegeräten, von Mäusen und Tastaturen ist riesig, was Ärzte jederzeit bestätigen. Leider jedoch wird die Bedeutung dieses Themas, insbesondere vom Anwender, aber auch von Beschaffern (Einkäufern), dramatisch unterschätzt.

Worauf kommt es an? Achten Sie vor dem Kauf auf folgende Punkte:

- ☞ Wenn Sie Ihre Tastatur vor dem Kauf testen können: Die Tasten können Sie mit locker im Schultergelenk und nah am Körper gehaltenen Armen bedienen. Die Höhe und Neigung der Tastatur können Sie so anpassen, dass eine natürliche Wölbung der Hände über den Tasten möglich ist und Sie diese entspannt bedienen können.
- ☞ Die Tasten sind leichtgängig. Kurze und leichtgängige Tastenwege schonen Gelenke, Sehnen, Muskeln und Bänder.
- ☞ Die akustische Rückmeldung der Tasten soll deutlich wahrnehmbar, jedoch nicht nervig oder aufdringlich sein.
- ☞ Die Tastatur muss über deutlich lesbare Zeichen verfügen. Diese Zeichen sollten abriebfest sein.
- ☞ Die Tastenbeschriftung soll einen starken Kontrast zu ihrem Untergrund haben. Das erleichtert die Interaktion mit dem Computer, fördert die Wahrnehmung, ist weniger anstrengend und wirkt weniger ermüdend.

Bedienung der Tasten:

Bei Anordnung der Tastatur in zwei Blöcken zu einer „Flügelform" müssen die Tastenblöcke für beide Hände so angeordnet sein, dass ein Abknicken oder Verdrehen der Hände nach außen vermieden wird. Vielmehr gelingt es Ihnen, ohne abgewinkelte Handgelenke die Tastatur zu bedienen. Ihre Unterarme sind abgestützt. Beim Schreiben selbst berühren Handballen oder Handgelenke keinen störenden Untergrund.

Generell gilt für alle besprochenen Eingabegeräte, dass bei der Handhabung zwischen Ober- und Unterarm etwa ein rechter Winkel gebildet wird, so dass die Last des Armes so nah wie möglich an der Wirbelsäule gehalten wird. Dabei muss natürlich auch die Höhe der Arbeitsfläche, des Schreibtisches und die Einstellung des Stuhles berücksichtigt werden.

Jede Vergrößerung des Abstandes zwischen den Händen und der Wirbelsäule bedeutet eine höhere statische Haltearbeit, welche auf die Dauer zu Beschwerden führt. Für die Gesundheit ist förderlich, die Arbeitsmittel, wie beispielsweise Computermaus und Tastatur, so nah und zentral wie möglich am Körper zu führen. Häufige Probleme im Schultergelenk werden durch den so genannten „langen Arm" verursacht. Je weiter die Hand vom Körper entfernt ist, desto höher ist die Haltearbeit im Halswirbelsäulenbereich. Das kann dann auf Dauer zu Verspannungen führen. In der eingabefreien Zeit muss eine entspannte Auflage der Handgelenke mittels einer integrierten Handballenauflage möglich sein.

Die Tastatur in der Zusammenfassung:

Mindestanforderungen:
- Die Anordnung der Tastaturblöcke ermöglicht ein entspanntes, körpernahes Arbeiten, ein Abknicken der Handgelenke wird vermieden.
- Sowohl für Benutzer mit 10-Finger-System als auch ohne 10-Finger-System ohne großen Lernaufwand bedienbar.
- Die Höhe, Neigung, und Wölbung der Tastatur erlaubt entspanntes Arbeiten
- Akustische und haptische Rückmeldung über die Betätigung der Tasten.
- Auflage der Handballen ist in eingabefreier Zeit möglich.
- Sicherer Stand.

Ebenfalls sinnvoll:
- Ansprechende Optik.
- Weitere Informationen zur ergonomischen Nutzung sind verfügbar.

Systemergonomie im Büro – am Arbeitsplatz muss alles stimmen

Stuhl, Stehpult, Tisch, Beleuchtung und Computer sind einzelne Bestandteile des Büroarbeitsplatzes, der heute aus psychischer und physischer Sicht anerkannter Weise eine hohe Belastung für die Nutzer darstellt.

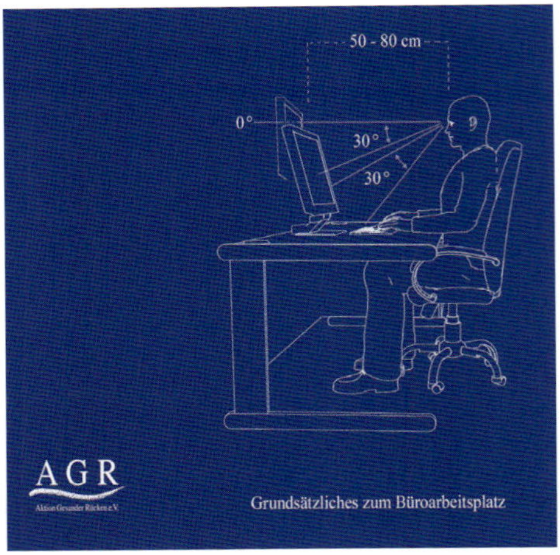

Zukunftsweisender Ansatz zur Minimierung arbeitsbedingter Gesundheitsgefahren an Büroarbeitsplätzen ist das systemergonomische Vorgehen bei der Neueinrichtung bzw. Optimierung der Arbeitsverhältnisse im Rahmen einer ganzheitlichen Betrachtungsweise, die den Menschen und seine Belastungen in den Mittelpunkt stellt.

Für einen ergonomisch richtigen Arbeitsplatz muss besonders das Zusammenspiel von optimalen Abständen, Höhen- und Winkelverhältnissen aller der Systemergonomie zugehörigen Einzelteile (s. o.), berücksichtigt und umgesetzt werden. Hierbei muss sich der Arbeitsplatz auf den Menschen einstellen, nicht umgekehrt. Eine umfassende und ganzheitliche Betrachtungsweise des Arbeitsplatzes ist zwingend geboten. Denn eine Fülle von Faktoren beeinflusst die Leistungsfähigkeit, Arbeitseffektivität und nicht zuletzt auch die Motivation jedes einzelnen Mitarbeiters.

Die wichtigsten ergonomischen Bedingungen:

- ☞ Unterarmauflage 5 – 10 cm
- ☞ Tastatur auf Ellenbogenhöhe
- ☞ 90°-Winkel im Ellenbogen- und Kniegelenk
- ☞ Bildschirm in der Tiefe parallel zur Sehachse, Fenster und Beleuchtungskörper
- ☞ Abstützung des hinteren, oberen Beckenkamms
- ☞ Beinfreiheit
- ☞ Seitliche Bewegungsfreiheit, ausreichende Tischtiefe 80 – 90 cm (Flachbildschirme sind heute üblich)
- ☞ Bei nicht höheneinstellbarer, bzw. verstellbarer Tischhöhe ist, insbesondere für kleinere Personen, eine Fußstütze erforderlich.

Mehrzweckstühle: Für Restaurants, Konferenz-, Warte- und Esszimmer...

„Wir sitzen uns durch den Tag". Vom Frühstück über die Autofahrt und den Bürojob, vom Konferenzraum oder Wartezimmer bis zum Theater- oder Restaurantbesuch! Längeres statisches Sitzen bedeutet Schwerstarbeit für Muskeln, Sehnen, Bänder, Wirbelsäule und Bandscheiben. Die Küche und das Esszimmer sind in vielen Familien ein zentraler Platz. Hier wird gegessen, Hausaufgaben gemacht, gebastelt, diskutiert und vieles mehr. Leider gibt es in diesem Bereich, wie auch in Restaurants und den meisten Konferenzräumen oder Wartezimmern, kaum bequeme, ergonomisch funktionale und dynamische Sitzmöbel. Der Mensch hat ein natürliches Bedürfnis sich zu Bewegen. Bewegung ist Lebensfreude und fördert die körperliche und geistige Fitness.

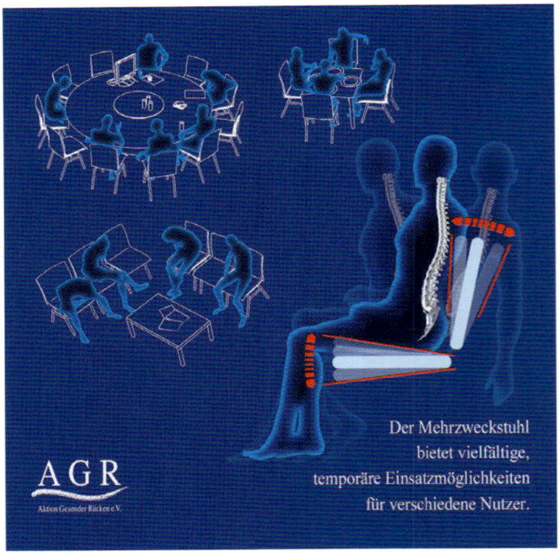

In vielen Bereichen werden die Stühle sehr häufig von unterschiedlichen Personen genutzt. Solche Stühle nennen wir „Mehrzweckstühle". Wir nutzen sie in der Regel zeitlich begrenzt, z. B. während einer Konferenz, während des Essens (ob zuhause oder im Restaurant), im Wartezimmer und bei vielen anderen Gelegenheiten. Ein solches Sitzmöbel muss für verschiedene Menschen, mit unterschiedlichsten körperlichen Staturen geeignet sein und allen Nutzern gute ergonomische Sitzeigenschaften bieten.

Aufgrund des Einsatzzweckes können Mehrzweckstühle weder mit diversen Einstellfunktionen ausgerüstet sein, noch dem einzelnen Nutzer nach Maß angefertigt werden. Folglich müssen diese ein möglichst breites Spektrum an ergonomischen Eigenschaften erfüllen. Denn nur so kann den individuell verschiedenen Nutzern eine körpergerechte Unterstützung geboten werden. Daraus resultieren dann ergonomische Sitzqualität und spürbarer Sitzkomfort, was ein wichtiger Wohlfühlfaktor ist und Rückenschmerzen entgegen wirkt.

Da der Mensch das Bedürfnis hat, sich zu bewegen, muss ein solcher „Mehrzweckstuhl" nicht nur für möglichst viele Menschen „passen", sondern zudem dynamisches Sitzen fördern. Das befriedigt unseren unbewussten Bewegungsdrang, entlastet Wirbelsäule und Bandscheiben und hilft zugleich unserer Muskulatur.

Firmen, Architekten, Veranstalter, Restaurants, Konferenzhotels etc., aber auch die meisten Privathaushalte achten bei der Anschaffung solcher „Mehrzweckstühle" überwiegend auf Design und Stil. Das geht leider meistens zu Lasten der ergonomischen Sitzqualität und das ist ein deutlicher Nachteil für den Nutzer.

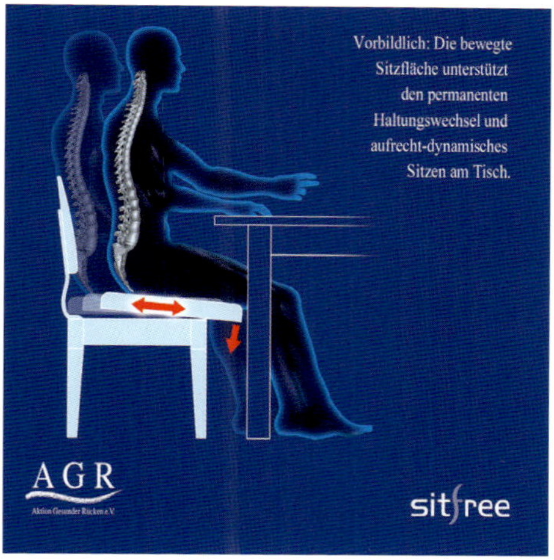

Dabei passen Ergonomie und Design durchaus zusammen. Den Blick für gutes und zu uns passendes Design trauen wir uns meistens selber zu. Das dazugehörige Wissen um ergonomische Sitzqualität jedoch sollten wir uns, im ureigensten Interesse, unbedingt noch aneignen.

Nachfolgend die wichtigsten Merkmale eines ergonomischen Mehrzweckstuhls:

- ☞ Der Stuhl muss für Menschen mit unterschiedlichsten Körpermaßen geeignet sein und dynamisches, ergonomisches, zugleich entspannendes, angenehmes und komfortables Sitzen ermöglichen.
- ☞ Der Stuhl soll in der hinteren Sitzposition im Bereich der Lendenwirbelsäule sowie am oberen Beckenkamm (Gürtellinie) in einem Bereich von ca. 120 - 280 mm (gemessen ab unbelasteter Sitzfläche) eine Unterstützung bieten.
- ☞ Die Sitzhöhe sollte sich zwischen ca. 44 bis ca. 47 cm bewegen, die Sitztiefe zwischen ca. 43,5 cm bis ca. 48,5 cm liegen. Die Mindest-Sitzbreite sollte ca. 42 cm betragen.
- ☞ Das Produkt muss ein „bewegtes Sitzen" ermöglichen. Es muss deshalb über eine Sitzflächenneigung nach vorne und hinten, eine dynamische Rückenlehne oder andere geeignete Lösungen verfügen.
- ☞ Die Sitz- und Lehnenpolster müssen atmungsaktiv/mikroklimafreundlich sein.

Mehrzweckstühle in der Zusammenfassung:

Mindestanforderungen:
- Lordosenstütze
- bewegtes Sitzen ist möglich
- Polster atmungsaktiv/mikroklimafreundlich

Ebenfalls sinnvoll:
- Armlehnen zur Entlastung des Schultergürtels

Polstermöbel

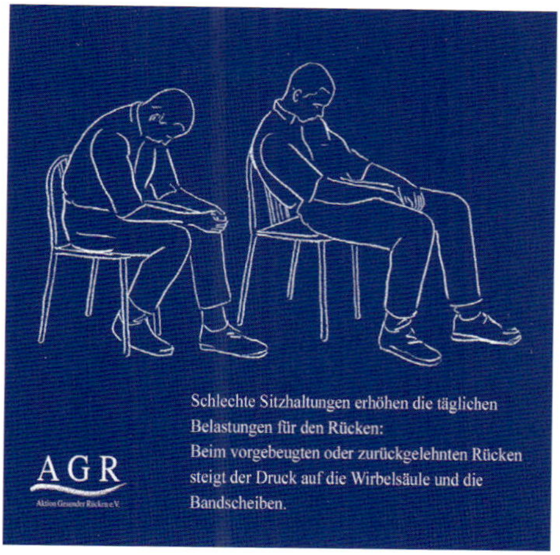

Schlechte Sitzhaltungen erhöhen die täglichen Belastungen für den Rücken:
Beim vorgebeugten oder zurückgelehnten Rücken steigt der Druck auf die Wirbelsäule und die Bandscheiben.

Wer kennt das nicht, ein gemütlicher Abend zuhause oder im Freundeskreis. Trotz angenehmer Atmosphäre und guter Stimmung werden wir unruhig und „rutschen" ständig hin und her. Lange Fernsehabende (nach statistischen Angaben sitzen wir täglich 3 bis 4 Stunden vor dem Fernseher plus Zeiten vor dem PC) werden zur Qual. Die Ursache dieser Qual ist nicht unbedingt immer das Fernsehprogramm, sondern z. B. fehlende Bewegung und nicht zuletzt ungeeignete Polstermöbel, bei deren Entwicklung vorrangig Design und nicht Ergonomie und Funktion im Vordergrund standen. Wir sitzen „falsch", weil der Sessel bzw. das Sofa uns gar keine Chance lassen, besser zu sitzen. Zudem galt bisher, dass sogenannte „Gesundheitsstühle und -sessel", wohl zu Recht, eher als hässlich empfunden wurden. Das hat sich aber grundlegend geändert und heute findet man durchaus gelungene Kombinationen aus Design und „Gesundheit".

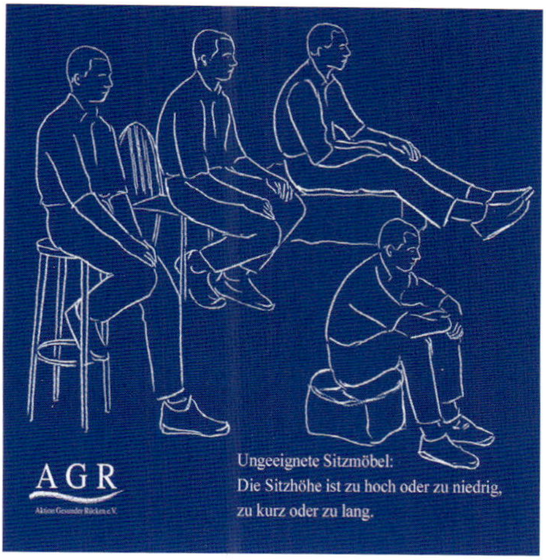

Ungeeignete Sitzmöbel:
Die Sitzhöhe ist zu hoch oder zu niedrig, zu kurz oder zu lang.

Sitzen kann sehr erholsam und entspannend sein. Doch vor allem beim längeren Sitzen müssen Wirbelsäule, Bandscheiben, Sehnen und

Muskeln erhebliche Haltearbeit leisten. Beugen wir dazu noch den Oberkörper nach vorn, oder lehnen uns mit stark gerundetem Rücken zurück, steigt der Druck auf die Bandscheiben. Nimmt man schlechte Sitzhaltungen häufiger und unverändert über längere Zeiträume ein, sind zumindest Verspannungen im Rücken und Nacken die Folge. Rückenschmerzen sind vorprogrammiert.

So weit muss es ja gar nicht erst kommen. Denn es gibt heute bereits erste Polstermöbel (leider noch zu wenig), die aufgrund ihrer Konstruktion und ihrer Einstellmöglichkeiten besten ergonomischen Nutzen bieten. Rückenprobleme, ausgelöst durch schlechte Sitzmöbel, gehören dadurch der Vergangenheit an.

Nachfolgend betrachten wir das klassische Sofa und die Anforderungen, die eine Polstergarnitur (z. B. 2- und/oder 3-Sitzer) erfüllen muss, um angenehmes und ergonomisch gutes Sitzen zu ermöglichen.

☞ Der richtigen Sitzhöhe kommt eine entscheidende Bedeutung zu. Im Idealfall haben die Füße Bodenkontakt, während Ober- und Unterschenkel in etwa einen 90°-Winkel einnehmen. Baumeln die Füße dagegen in der Luft, erhöht sich zwangsläufig der Sitzdruck auf die Oberschenkel. Die richtige Sitzhöhe erleichtert zudem sowohl Hinsetzen als auch Aufstehen.

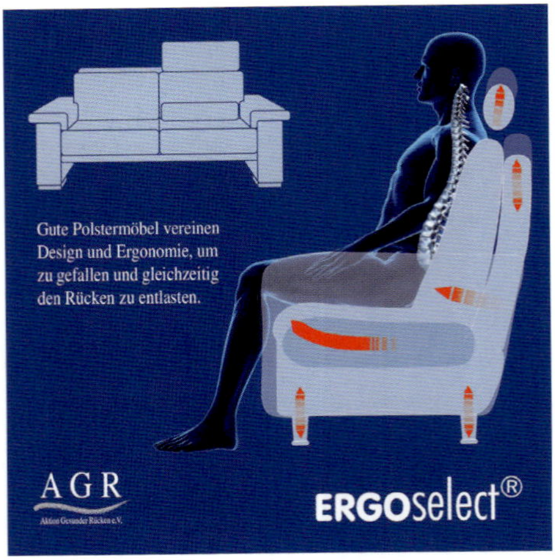

- ☞ Auch Länge und Breite der Sitzfläche beeinflussen die optimale Sitzdruckverteilung. Während die Sitzbreite ausreichend Platz bieten muss, gilt es, die Sitztiefe individuell an die Länge der Oberschenkel des Benutzer anzupassen. Als Faustregel gilt: Gesäß richtig weit nach hinten an die Rückenlehne, dann sollte vorne, zwischen Oberschenkel und Kniekehle, noch ca. 2 bis 3 Finger breit Platz sein (also nicht ganz bis an die Kniekehle).
- ☞ Bei einer Polstergarnitur sollen Sitzhöhe und Sitztiefe individuell für jeden einzelnen Sitzplatz getrennt einstellbar sein. Eine solch perfekte technische Lösung bietet dem Benutzer dadurch die Möglichkeit, den Sitz seinen ganz persönlichen Bedürfnissen entsprechend anzupassen. Achtung: Die Sitzfläche sollte leicht nach hinten abgesenkt (bzw. absenkbar) sein, denn es besteht ansonsten die Tendenz nach vorn (aus dem Sofa oder Sessel) zu rutschen.
- ☞ Um insbesondere mögliche Muskelverspannungen, bedingt durch belastende Haltearbeit, zu vermeiden, muss die Rückenlehne (ggf. inkl. Kopfstütze) ausreichend hoch sein (mindestens 65 cm ausgehend von der Sitzfläche), so dass Schulter und Nacken gestützt werden.
- ☞ Beim Sitzen kippt das Becken nach hinten, was schnell zu einem Rundrücken führt. Längere Rundrückenhaltung aber belastet Sehnen und Bänder, genauso wie Muskulatur und Bandscheiben. Eine integrierte, veränderbare Lendenstütze sorgt in jeder Sitzposition für eine individuelle, anatomisch korrekte Abstützung des Lendenlordosenbereiches (Hohlkreuz) bzw. des oberen Beckenkamms. Damit ist der obere Bereich des Beckens gemeint. Er entspricht ca. der Gürtelhöhe hinten.
- ☞ Eine variable Nackenstütze dient der zwischenzeitlichen Entlastung und Abstützung der Halswirbelsäule. Die Abstützung muss in Abhängigkeit von der jeweiligen Körpergröße in unterschiedlichen Positionen wirksam sein. Stimmen Funktion und Nutzungsweise, so werden Tätigkeiten, wie z. B. gemütliches Fernsehen und Lesen noch entspannender.

☞ Eine neigungsverstellbare Rückenlehne bietet zusätzliche Vorteile, denn sie ermöglicht einen leichteren Belastungswechsel. Die Sitzposition kann jederzeit verändert werden. Zugleich wird der Körper weiterhin optimal abgestützt. Optimale Hilfe zur Vermeidung von Problemen ist Bewegung (z. B. Veränderung der Sitzposition, zwischendurch Aufstehen und sich bewegen).

☞ Eine integrierte oder separate Fußstütze ermöglicht die ergonomisch richtige Lagerung der Beine in der Entspannungs- und Ruhe-Position. Die Fußstütze oder der Hocker sollte allerdings neigungs- und höhenverstellbar sein. Bitte beachten Sie, dass die Beine nicht gerade ausgestreckt, sondern leicht angewinkelt gelagert werden und vor allem die Fersen nicht aufliegen (Druckempfindlichkeit).

Polstergarnituren in der Zusammenfassung:

Mindestanforderungen:
- einstellbare Sitzhöhe
- einstellbare Sitztiefe
- ausreichende Höhe der Rückenlehne
- ausreichende Sitzbreite
- Lendenstütze
- guter Sitzkomfort
- leicht möglicher Belastungswechsel

Ebenfalls sinnvoll:
- Sitzneigungsverstellung
- höhen- und neigungsverstellbare Kopfstütze
- integrierte oder separate Fußstütze
- kombinierte, individuelle Sitztiefen und -höheneinstellung

Ruhe- und Fernsehsessel

Ein Ruhe- oder Fernsehsessel wird in der Regel überwiegend von ein und derselben Person benutzt. Der Sessel muss seinem Nutzer wie maßgeschneidert „passen“. Das ergibt optimale ergonomische Sitzqualität. Also macht es absolut Sinn, dem Nutzer seinen idealen, „ganz persönlichen Maßsessel“ zu bauen. Bei körperlich individuell unterschiedlichen Nutzern sind natürlich entsprechende Ein- und Verstellmöglichkeiten die ergonomisch bessere Lösung, um unterschiedlich erforderliche Anpassung vornehmen zu können.

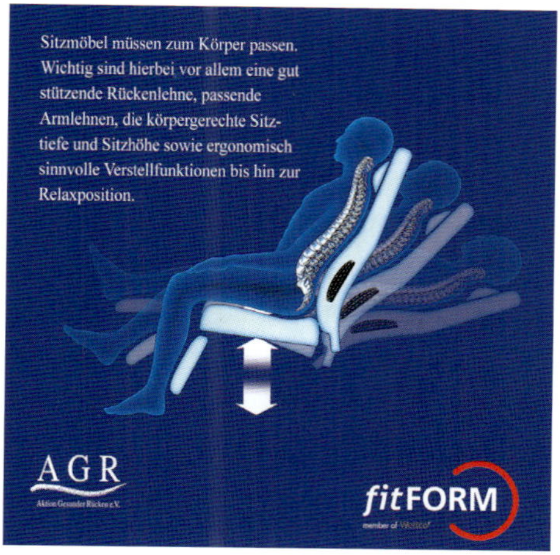

- ☞ Ein maßgeschneiderter Sessel wird exakt nach den individuellen Körpermaßen und Bedürfnissen seines Besitzers angefertigt und bietet die ideale Sitzergonomie. Wichtig ist dabei, dass Höhe der Rückenlehne, Sitzhöhe, Sitztiefe und Sitzbreite den Körpermaßen des Nutzers entsprechen. Eine funktionale, großflächig wirkende Lordosenstütze ist unverzichtbar. Idealerweise sollte diese individuell einstellbar sein.

- ☞ Die Rückenlehne soll bis in eine Ruhe- bzw. Liegeposition einstellbar sein. Die Liegeposition ist sehr entspannend, zudem wird die Regeneration gefördert. Wichtig ist dabei eine synchrone Rückenlehnenverstellung und Sitzflächenneigung. Ansonsten besteht die Gefahr „aus dem Sessel zu rutschen“.

- ☞ Die Arme sollen in jeder Sitzposition bequem aufliegen können. Die Lehnen sollen in der Breite genügend Auflagefläche bieten und in der Höhe so angebracht oder höhenverstellbar sein, dass sie die Schultergürtel tragende Muskulatur entlasten. Wenn die Arme aufliegen, dürfen die Schultern weder „nach unten hängen", noch durch die Armlehnen „nach oben gedrückt" werden.
- ☞ Unter dem Markennamen „RCPM" (Rotary Continuous Passive Motion) bietet derzeit ein Hersteller (Fitform) Ruhesessel an, die mit Mikrobewegungen für eine bessere Ernährung der Bandscheiben sorgen und eine für die Rückenmuskulatur entspannenden Effekt haben (vergleiche auch „mikromotiv" Seite 70 ff.). Die kaum spürbaren Bewegungen, erzeugt durch einen im Sitz eingebauten Elektromotor, sorgen für eine ständige Bewegung des Rückens und regen den Stoffwechsel in den Bandscheiben an.

Rehabilitations- und Pflegesessel

Im Rehabilitations- und Pflegebereich müssen natürlich zusätzliche Anforderungen an einen Sessel gestellt werden:

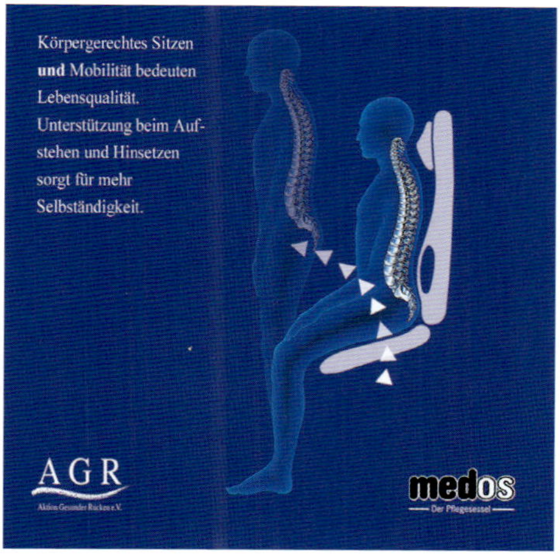

- ☞ Im Idealfall sollte der Sessel mit einer Aufstehhilfe ausgestattet sein. Aufstehen und Hinsetzen werden dadurch erheblich erleichtert.
- ☞ Wichtig ist dabei, dass die Rückenlehne bei der gesamten Hebeneigung senkrecht bleibt und dadurch ein „offener" Aufstehwinkel entsteht.

  Dieser verhindert, dass der Benutzer beim Aufstehen aus dem Sessel „gedrückt" wird. Optimal ist ein individuell einstellbarer Aufstehwinkel. Vorteilhaft sind ebenfalls auch „mitgehende" Armlehnen, die ein sicheres Aufstehen ermöglichen.
- ☞ Falls erforderlich sollten die Armlehnen hochklappbar sein. Dies erleichtert bei Bewegungseinschränkungen das „Umsteigen" aus oder in den Sessel.

Ruhesessel sowie Rehabilitations- und Pflegesessel in der Zusammenfassung:

Mindestanforderungen:
- passende Sitzhöhe
- passende Sitztiefe
- passende Armlehnenhöhe
- ausreichende Sitzbreite
- ausreichende Höhe der Rückenlehne
- funktionale, großflächige Lordosenstütze

Ebenfalls sinnvoll:
- variable Nackenstütze
- Rehabilitationsausstattung
- Aufstehhilfe, abklappbare Armlehnen, Rollen etc.
- Zusatzfunktionen wie RCPM

Bitte achten Sie bei der Sitzberatung auch auf folgende Dinge:

- ☞ Wird bei der Beratung im Verkauf eingehend auf die individuellen Gegebenheiten Ihres Körpers eingegangen?
- ☞ Werden Ihre individuellen Körpermaße gemessen und fließen diese Daten in das gewählte Produkt?
- ☞ Hat der Verkaufsberater ausschließlich Produktkenntnisse oder verfügt er auch über qualifiziertes Wissen zur Sitzproblematik aus Sicht des Rückens?
- ☞ Sind die Sessel bzw. Sitzgarnituren objektiv und von unabhängiger Seite geprüft und entsprechend ausgezeichnet, wie z. B. mit dem Gütesiegel der Aktion Gesunder Rücken (AGR) e. V.?

Zu guter Letzt:

- ☞ Sehr vorteilhaft sind neigungsverstellbare Kopfstützen.
- ☞ Ideal sind außerdem unterschiedliche Sitzhärten, entsprechend dem subjektiven Sitzgefühl.
- ☞ Achtung: „Feste oder weiche“ Polsterung bestimmt vordergründig keinesfalls das richtige Sitzen.
- ☞ Auch bei ergonomisch richtigen Sitzmöbeln gilt der Grundsatz: „Belastungswechsel durch Bewegung!“ Für den Menschen ist eine angemessene (!) Bewegung eine gute Medizin!
- ☞ Die Nutzung eines Polstermöbel als Schlafcouch bedeutet nicht automatisch einen „faulen Kompromiss“ hinsichtlich der Sitz- und Liegequalität. Es geht auch beides (siehe hierzu Seite 183 ff.).

Therapiestühle zur Förderung einer aktiven Sitzhaltung

Es gibt eine neue Sichtweise, wie man Kinder mit Bewegungs- und Wahrnehmungseinschränkungen „hinsetzt“: keine Fixierung, viel Flexibilität, große Herausforderungen. Eine aktive Sitzhaltung mit achsengerechter Aufrichtung führt zu einer stabilen Sitzposition, selbst wenn keine Fixierungen vorhanden sind. Deutliche Tonusreduktion in den oberen Extremitäten mit wesentlich verbesserter Feinmotorik sind eine positive Reaktion des Körpers. Selbst spastische Bewegungsmuster werden deutlich reduziert, wenn die Benutzer in eine aktive und freie Sitzposition gebrachten werden.

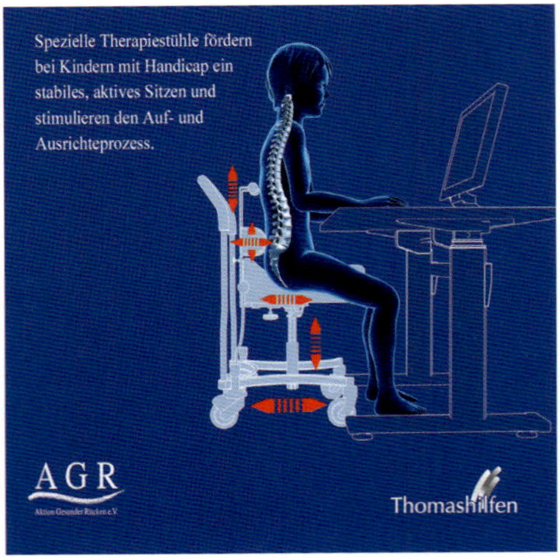

Durch dieses Minimum an Unterstützung sind die Kinder aufgefordert sich aktiv auf- und auszurichten.

Ein Beispiel aus der Praxis: Auf dem langen Sitz des SiiS-Therapiestuhls lernen Kinder, sich in die eigene Balance hereinzufühlen, den Körper in seiner Bewegung wahrzunehmen und ihn so zu kontrollieren, dass er im Gleichgewicht bleibt. Oftmals gelingt dies den Kindern fast automatisch und wer es einmal geschafft hat, aufrecht und eigenständig zu sitzen, der kann zu Recht stolz sein. Denn die Erfahrungen aus der Praxis belegen: Die stabile und symmetrische Sitzposition ist maßgebliche Vorraussetzung, um in Ansätzen feinmotorisch agieren zu können. Durch die aufrechte und unabhängige Sitzhaltung bewegen die Kinder ihre Arme nämlich frei und relativ unverkrampft.

Die Art und Weise, wie der Therapiestuhl die sitzenden Kinder auffordert sich aufzurichten, die Umwelt ganz neu wahrzunehmen und viel aktiver und wacher zu kommunizieren, hat viele Eltern und Therapeuten begeistert.

Julia war dabei ein gutes Beispiel: In ihrem angepassten Rollstuhl sitzt Julia eigentlich nicht besonders gut. Sie „hängt“ mit schlaffer Sitzhaltung im Rollstuhl und hat Probleme ihren Kopf aktiv zu halten. Der erhöhte Tonus (der Spannungszustand der Muskulatur) im Schulter- und Armbereich lässt koordinierte Bewegungen nur schwer zu. Ihre Wahrnehmungsebene ist stark eingeschränkt.

Wie ausgewechselt reagierte sie auf die vielen Bewegungsmöglichkeiten, die sich ihr nun boten. Sie wirkte regelrecht „aufgeweckt“. Am Anfang etwas unsicher, sitzt Julia bereits nach wenigen Augenblicken stabil und gerade auf dem festen Sitzblock. Die Spastik in ihren Armen lässt erheblich nach und fast automatisch führt sie ihre Hände nach vorne zur Mitte und stützt sich auf dem Sitzblock ab. Durch ihre nun aufgerichtete Kopfhaltung erhält Julia eine ganz neue Wahrnehmungsebene. Die Kommunikation mit Ihrer Umwelt wird jetzt viel leichter; Julia wirkt sofort aufgeweckt und wollte richtig „Aktion“ machen.

Anforderungen an einen solchen Therapiestuhl:

☞ Der Sitzblock muss so gestaltet sein, dass eine aktive, stabile und ausbalancierte Sitzhaltung erzielt werden kann. Die Sitzposition sollte so sicher sein, dass auf weitere Fixierungen ganz verzichtet werden kann. Dadurch wird die Aufrichtung, der Gleichgewichtssinn und die Mobilisierung gefördert.

☞ Der Sitz sollte eine deutliche Abspreizung der Beine gewährleisten. Der hintere Bereich des Sitzes sollte nach oben weisen, um das Becken aufzurichten.

☞ Die Auf- und Ausrichtung kann mit Stimulationselementen stark verbessert werden. Eine Beckenkammstütze und zusätzliche Impulsgeber unter den Schulterblättern geben Orientierung und fördern die sichere Sitzposition.

☞ Der Bewegungsfreiraum der Arme und Hände darf für die Balance und für Koordinationsübungen nicht eingeschränkt werden.

☞ Die Füße müssen festen Bodenkontakt haben, um eine sichere Basis für eine stabile Sitzposition zu gewährleisten. Der Stuhl sollte deshalb in der Höhe anpassbar sein.

☞ Hochwertige Rollen gewährleisten die Mobilität des Benutzers. Die Eigenständigkeit und die Motivation werden damit gefördert. Die Rollen müssen feststellbar sein.

Therapiestühle in der Zusammenfassung:

Mindestanforderungen:
- Sitzblock fördert stabile Sitzposition
- Höheneinstellung ermöglicht Fußbodenkontakt
- Stimulationselemente, die die Auf- und Ausrichtung verbessern
- feststellbare Rollen

Beim Aufstehen und Hinsetzen die Wirbelsäule so wenig wie möglich belasten

Aufstehen und Hinsetzen gehören zu den Tätigkeiten, die wir Tag für Tag unzählige Male automatisch ausüben. Wer verschwendet schon einen Gedanken daran? Das sollten wir aber tun. Durch falsches Aufstehen oder Hinsetzen wird die Wirbelsäule weit mehr als notwendig beansprucht. Sie sollte während des Hinsetzens und Aufstehens so aufrecht wie möglich bleiben, denn so wird sie nur wenig belastet. Steht man dagegen mit rundem Rücken auf oder setzt sich ebenso hin, wird auf Wirbelsäule und Bandscheiben erheblicher Druck ausgeübt.

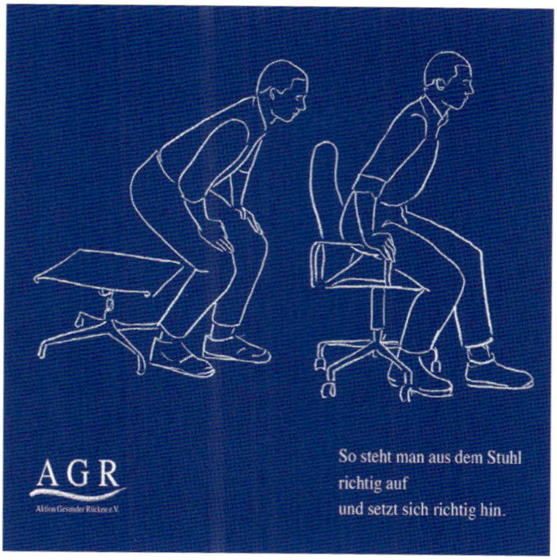

So macht man es richtig: Aus der aufrechten Sitzhaltung bewegt man den Oberkörper mit gerader Wirbelsäule etwas nach vorn. Dabei stützt man sich mit den Händen auf den Oberschenkeln ab. Hat man Armlehnen zur Verfügung, stützt man sich besser auf ihnen ab. Aus den Knien und aus der Hüfte heraus hebt man sich dann in die Höhe bis zum aufrechten Stehen. Kehrt man diese Abfolge um, so setzt man sich auch richtig hin.

Hängestühle

Im Ergonomie-Ratgeber werden viele Themenbereiche behandelt. Es geht z. B. um Sitzen, Stehen, Gehen, Liegen, Bewegen und Arbeiten. Immer wieder werden auch die Themen Entspannung und Psyche angesprochen und Querverweise auf Möglichkeiten, wie Autogenes Training o. ä., gegeben. Unter anderem belegt eine repräsentative Stichprobe „European Work Conditions Survey“[1] den Zusammenhang von Psyche und Rückenbeschwerden. Also sollten wir, auch im Alltag, immer wieder mal die „Seele baumeln lassen“.

Das kann man ganz genussvoll mit einem ergonomischen Hängestuhl

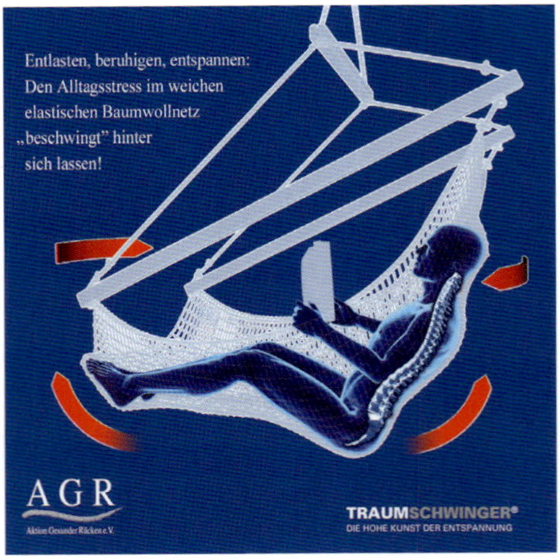

erreichen. Dieser besteht aus weichem Baumwollgeflecht und sorgt durch eine Ein-Punkt-Aufhängung für sanfte Kreis- und Pendelbewegungen. Das dadurch entstehende leichte Schwingen und Schaukeln gibt dem Nutzer ein Gefühl von Geborgenheit, wirkt beruhigend, entspannend und entkrampfend und verbessert die eigene Körperwahrnehmung. Das ist eine inzwischen sehr beliebte und äußerst angenehme Entspannungsmethode.

[1] Veröffentlicht 2008 im Jahresbericht des Berufsverband Deutscher Psychologinnen und Psychologen e. V.

Doch auch hier gibt es Kriterien, die erforderlich sind, um den versprochenen Nutzen auch zu erfüllen:

☞ Sichere und stabile Ein-Punkt-Aufhängung. Diese ermöglicht mehrdimensionales Schwingen.

☞ Weiches, knotenfreies Netzgeflecht zwecks guter Körperanpassung und Vermeidung von Druckstellen.

☞ Leichte, unkomplizierte Höhen- und Neigungsverstellbarkeit, erleichtert Einstieg, erhöht Komfort und Nutzungsvariabilität, Sitzen, Liegen in unterschiedlichsten Positionen.

☞ Es sollten unterschiedliche Größen und Varianten (z. B. getrenntes Fußteil) angeboten werden, um den subjektiven Bedürfnissen der Nutzer zu entsprechen.

Hängestühle in der Zusammenfassung:

Mindestanforderungen:
- Ein-Punkt-Aufhängung
- spezielles Geflecht
- Verstellbarkeit

Ebenfalls sinnvoll:
- unterschiedliche Ausführungen, Größen, Varianten

Ergonomische Sitz- und Schreibmöbel für Kinder und Jugendliche[1]

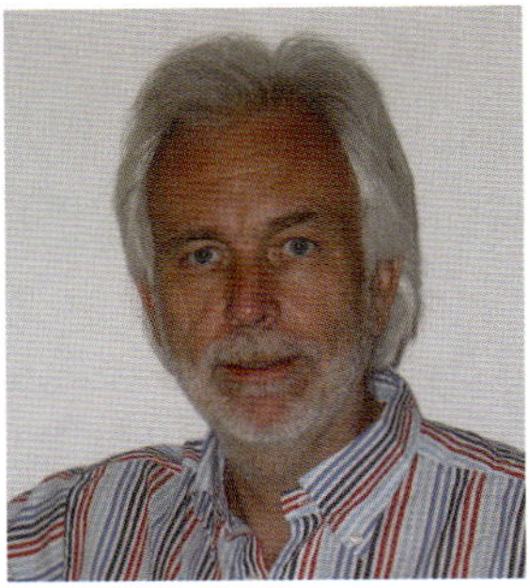

Dr. Dieter Breithecker

Leiter der Bundesarbeitsgemeinschaft für Haltungs- und Bewegungsförderung e. V., Wiesbaden

Es gibt gesicherte Erkenntnisse darüber, dass unzureichende Arbeitsmöbel sowie statisch-passives Arbeitsverhalten das Leistungs-Vermögen des „Sitzberuflers" nachhaltig beeinträchtigen und die Gesundheit langfristig schädigen können.

Diesbezüglich sind heute die ergonomischen Anforderungen an Bildschirmarbeitsplätze in entsprechenden arbeitsschutzrechtlichen Bestimmungen klar definiert und als Gesetz verankert.

Der „Arbeitsplatz" des Kindes dagegen findet bisher in keiner Verordnung angemessene Berücksichtigung. Und das, obwohl mehr und mehr Kinder und Jugendliche bereits unter Rückenproblemen leiden, mit steigender Tendenz. Das ist, in jeder Hinsicht, ein gesellschaftliches Warnsignal.

Ergonomische Standards spielen erschreckender Weise bei der heutigen Schulmöbelbeschaffung kaum eine Rolle, sehr wohl dagegen ökonomische. Ein gewöhnlicher Bildschirmarbeitsplatz kann heute einige tausend Euro kosten, zum Wohle des Mitarbeiters und als Voraussetzung für seine Produktivität. Ein Schülerarbeitsplatz darf in der Regel keine 250 Euro kosten. Einsparungen, die sich später sehr teuer rechnen werden.

---

[1] Quelle: Dr. Dieter Breithecker, Bundesarbeitsgemeinschaft für Haltungs- und Bewegungsförderung e. V., Wiesbaden, www.haltungundbewegung.de

Diese Fakten sind vor allem deshalb alarmierend, weil diese Vernachlässigung in einer Altersphase zum Tragen kommt, in der sich sensible Wachstumsprozesse generieren und die Wirbelsäule für Schädigungen besonders anfällig ist. Erschwerend kommt hinzu, dass schon Kinder im Grundschulalter heutzutage deutlich länger sitzen als vor 20 Jahren – im Durchschnitt ca. neun Stunden täglich – und der damit einhergehende Bewegungsmangel ihre organische Entwicklung nur unzureichend fördert. Die Folge: Eine größere Anfälligkeit für Belastungen, wie sie z. B. durch das Sitzen entstehen.

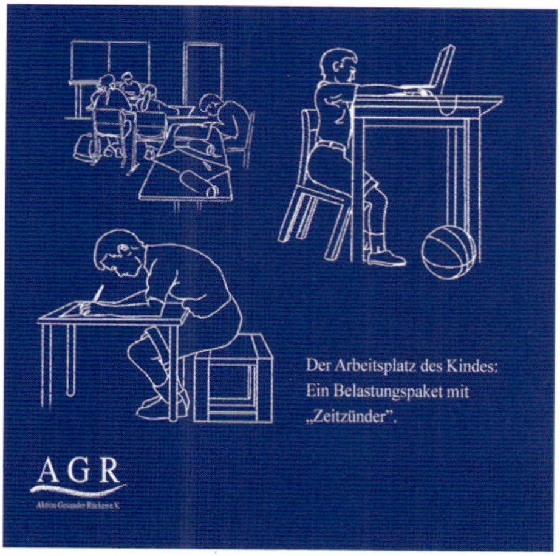

Vorhandene Schäden zu korrigieren ist nicht mehr möglich, Therapien sind sehr aufwendig und kostenintensiv. Deshalb sind verhütende und vorbeugende Maßnahmen nicht nur vernünftig, sondern unumgänglich. Bedauerlicherweise werden diese Erkenntnisse nur selten in präventive Überlegungen, wie z. B. die Anschaffung ergonomischer Arbeitsplätze von Kindern und Jugendlichen mit einbezogen.

Da es heutzutage gesicherte Erkenntnisse darüber gibt, dass Gesundheit, Wohlbefinden, Aufmerksamkeit und Konzentration auch von ergonomischen Bedingungen abhängig sind, sollten wir dem Arbeitsplatz des Heranwachsenden mehr Aufmerksamkeit schenken.

Folgende Punkte sollten bei der Auswahl beachtet werden:

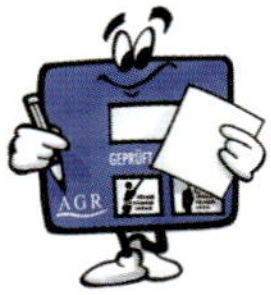

☞ Da der „Arbeitsplatz“ eines Kindes/Jugendlichen immer aus einer Einheit von Stuhl und Tisch besteht, sollte diese Einheit optimal aufeinander abgestimmt sein.

☞ Stuhl als auch Tisch müssen alle sicherheits-technischen Anforderungen auf der Grundlage der Richtlinien „Geprüfte Sicherheit“ (GS) erfüllen. Als Schulstuhl und Schultisch müssen sie darüber hinaus die Bedingungen der europäischen Schulmöbel-Normen (EN 1729-1,1729-2), insbesondere auch hinsichtlich Belastbarkeit und Festigkeit im Dauereinsatz erfüllen.

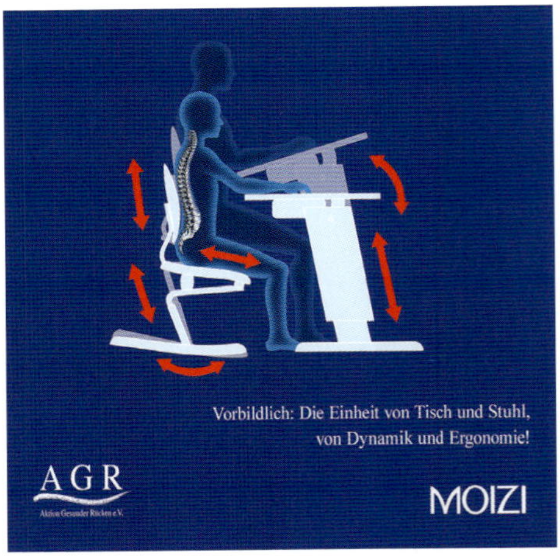

☞ Kinder und Jugendliche wachsen kontinuierlich. Trotz gleichen Alters können sie sich in ihrer Körpergröße bis zu ca. 50 cm von einander unterscheiden. Daher müssen Stuhl und Tisch dem ständigen Wachstum folgen und eine leicht anwendbare und verschleißfreie Höhenverstellung für alle Körpergrößen ermöglichen. Ein komplizierter Einstellmechanismus wird in den seltensten Fällen genutzt.

Die richtige Anpassung dieser Möbel erfolgt in zwei Schritten:

1. Zuerst wird der Stuhl angepasst: Die Stuhlhöhe sollte so gewählt werden, dass die Sitzvorderkante etwa der Höhe des unteren Kniescheibenpunktes entspricht. Der Winkel zwischen Oberschenkel und Rumpf ist dabei leicht geöffnet, also leicht größer als 90° (das Hüftgelenk befindet sich oberhalb des Kniegelenks). Beide Füße haben vollen Bodenkontakt. Bei voller Nutzung der Sitztiefe darf die Vorderkante den Unterschenkel nicht drücken. Die Lehne soll in Zuhörhaltung den Rücken unterhalb der Schulterblätter abstützen.
2. Erst jetzt erfolgt die Einstellung der Tischhöhe: In seitlicher Sitzhaltung zum Tisch hängen die Arme entspannt neben dem Körper. Die Arme werden nun 90° angewinkelt. Die Ellenbogenspitzen befinden sich jetzt zwei bis drei Zentimeter unterhalb der Tischplatte/Tischvorderkante.

Für die Größenanpassung von Stuhl und Tisch gibt es unterschiedliche Möglichkeiten. Für den Arbeitsplatz des Kindes zu Hause ist eine Höhenanpassung in Stufen, z. B. durch die Verwendung eines zusätzlichen Imbusschlüssels die Mindestforderung. Natürlich komfortabler – und dadurch auch einfacher anwendbar – sind stufenlose Höhenverstellungen, z. B. per Gaslift (Stuhl) oder per Kurbeltechnik (Tisch).

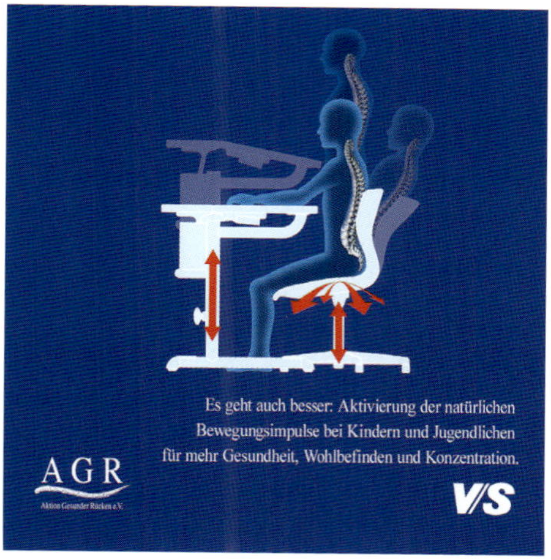

Für den häuslichen Bedarf ist eine Körper-Größenanpassung in Stufen oder besser stufenlos ein Muss. Für den Arbeitsplatz in der Schule wäre das nicht nur wünschenswert, sondern ist als eine unbedingte Anforderung zu sehen.

Leider kann aber das bescheidene Budget der Kommunen die Kosten für höhenverstellbare Stuhl-Tisch-Kombinationen in den seltensten Fällen realisieren. Hier kann vor allem für die Grundschule eine, wenn auch nicht zufrieden stellende, Kompromisslösung akzeptiert werden.

Da Grundschüler während ihrer Grundschulzeit ein konstant genutztes Klassenzimmer vorfinden und der Grundschulunterricht zusätzlich mit bewegten Sequenzen (Bewegungspausen/bewegter Unterricht) häufiger unterbrochen wird, können hier noch feste Größen toleriert werden. Es ist aber dringend darauf zu achten, dass die vorhandenen Größen den Kindern regelmäßig so zugeordnet werden, dass sie der oben beschriebenen Forderung nach einer Größenanpassung möglichst nahe kommen. Laut der Verwaltungsvorschrift der Länder ist diese Anpassung zweimal im Jahr durch Lehrkräfte vorzunehmen. Es sollten darüber hinaus dringend Stühle verwendet werden, die z. B. durch ein freischwingendes Untergestell sowie eine elastische Sitzschale ein aktiv-dynamisches Sitzen ermöglichen.

Für die Mittel- und Oberstufe sowie die Berufsschule gelten aber in jedem Fall die oben beschriebenen Forderungen für eine leichte und schnell anwendbare stufenlose Verstellbarkeit. In diesen Schulstufen wechseln die sich in ihrer Körpergröße deutlich unterscheidenden Schülerinnen und Schüler häufig die Klassenzimmer. Darüber hinaus nehmen die kognitiven[1] Beanspruchungen im Sitzen zu. Die in der Grundschule üblichen Bewegungspausen finden hier keine Anwendung

[1] Kognitiv = Entwicklung aller Funktionen beim Kind, die zum Wahrnehmen eines Gegenstandes oder zum Wissen über ihn beitragen.

mehr. Ein nicht anzupassender Arbeitsplatz wäre für die körperliche und geistige Entwicklung grob fahrlässig. Was für den schulischen Bereich Gültigkeit hat, spiegelt sich idealer Weise auch im häuslichen Bereich wider. Der „Schülerarbeitsplatz" zuhause sollte ebenfalls allen ergonomischen Anforderungen genügen. Heute sitzen die jungen Menschen dort oft über viele Stunden, beschäftigt mit Schularbeiten und auch Freizeitaktivitäten, wie PC-Spiele etc. Ein ergonomisch sinnvoller Arbeitsplatz, das gilt für Kinder und Jugendliche, ebenso wie für Erwachsene, in Verbindung mit bewusst rückengerechtem Verhalten, ist ein unabdingbarer Baustein, sowohl bei der Vermeidung, als auch bei der Behandlung von Rückenschmerzen.

Die gleichen Forderungen gelten für alle Altersstufen hinsichtlich der Einrichtung eines Computerraumes.

Da auch in der Zukunft die kommunalen finanziellen Ressourcen zur Anschaffung ergonomischer Arbeitsplatzverhältnisse sich nicht verbessern werden, sind neue Modelle zur Deckung der Finanzierungslücke gefordert. Hier können und werden die Fördervereine in der Zukunft eine immer größere Rolle spielen[1].

Weitere Auswahlkriterien:

☞ Der Stuhl muss über ergonomische Sitz-Lehnen-Eigenschaften verfügen, die ein komfortables und rückengerechtes Sitzen gewährleisten. In der hinteren Sitzhaltung muss die Rückenlehne eine ausgewogene Kontur aufweisen, die der anatomischen Form der Lendenwirbelsäule entspricht, ohne Druckstellen zu erzeugen. Außerdem muss der Stuhl über eine Rückenlehne verfügen, die eine Unterstützung mindestens bis unter die Schulterblätter bietet.

[1] Einige Möglichkeiten bewährter Fundraisingmodelle (Spendenmodelle) finden Sie unter www.haltungundbewegung.de

- ☞ Alternativ können aktiv-dynamische Sitzkonzepte zum Einsatz kommen, die die freie Beweglichkeit des Körpers ohne Rückenlehne fördern.
- ☞ Der Tisch muss über eine neigungsverstellbare Arbeitsfläche verfügen. Gerade Kinder im Grundschulalter haben noch einen geringeren Auge-Arbeitsabstand (ca. 20 cm - 30 cm) als Erwachsene. Eine physiologische Arbeitshaltung wird optimiert, wenn sie durch einen Tisch mit verstellbarer Arbeitsfläche (mindestens 16°-Schrägneigung) gefördert wird. Die Schreib- und Lesefläche kommt dem Blick entgegen, so dass Rumpf und Kopf aufrechter gehalten werden können. Ein Abrutschen der auf dem Tisch befindlichen Hefte, Bücher oder sonstigen Gegenstände muss aber durch eine spezielle Vorrichtung, z. B. einer schmalen Leiste an der Tischkante, vermieden werden. Auch hier gilt: schnelle und leichtgängige Einstellbarkeit.
- ☞ Für den häuslichen Bereich sollte die Tischfläche ein großzügiges Platzangebot aufweisen und ein Ausmaß von mindestens 60 cm Tiefe und 110 cm Breite haben. Außerdem muss, beim Einsatz eines PC's und der Platzierung eines Monitors eine ausreichende Tiefe von mindestens 90 cm und eine separate höhenverstellbare – auch absenkbare – Einheit die Grundeinheit erweitern.

  Für den schulischen Bereich sind aufgrund eingeschränkter Platzkapazitäten solche Vorgaben nicht zu erfüllen. Hier regeln die entsprechenden Schulmöbelnormen die zu erfüllenden Standards.
- ☞ Das „Heranwachsen“ ist auf Dynamik angewiesen. Der Stuhl muss daher ein aktiv-dynamisches Sitzverhalten unterstützen. Der Stuhl (wünschenswert mit Drehstuhltechnik) sollte über eine technische Lösung verfügen, die ca. 7°-Neigung der Sitzfläche nach vorn und hinten garantiert. Dadurch kann sich der Stuhl der natürlichen Lageveränderung des Körpers fließend anpassen und den Nutzer gleichzeitig animieren, seine Sitzhaltungen zu verändern. Darüber hinaus wird ermöglicht, dass ein aktives Sitzen in der vorderen (Arbeits-) Haltung durch eine Sitzflächenneigung nach vorn unterstützt wird. Zudem ist ein passives, Rücken entlastendes Sitzen

in der hinteren (Ruhe-) Haltung, mit einem geöffneten Sitzwinkel größer als 90°, durch eine Sitzflächenneigung nach hinten möglich. Hierdurch wird eine rhythmische Gewichtsverlagerung („Wippen“/ Schwingen), die dem natürlichen Bewegungsbedürfnis des (heranwachsenden) Körpers entspricht, angeregt. Die Formgebung der Rückenlehne soll darüber hinaus zu alternativen Sitzhaltungen, wie beispielsweise dem „Reitsitz“, anregen.

☞ Stühle und Tische müssen der Körpergrößenzunahme in den letzten Jahrzehnten Rechnung tragen. Kinder und Jugendliche werden immer größer. Jugendliche mit zum Teil 190 cm Körpergröße stellen heute keine Ausnahme mehr dar. Aus diesem Grund muss heutzutage sowohl der Stuhl eine Sitzhöhenverstellung bis mindestens 52 cm und der Tisch eine Tischhöhenverstellung bis mindestens 79 cm, besser 82 cm, aufweisen. Damit sich der Stuhl der natürlichen Lageveränderung des Körpers fließend anpassen kann, ist eine 3D-Mechanik die nicht nur 7°-Neigung nach vorne und hinten, sondern auch bis zu 3° seitwärts ermöglicht, sehr empfehlenswert.

☞ Die Stühle müssen über verschiedene bzw. einstellbare Sitztiefen verfügen. Für den schulischen Arbeitsplatz sind Sitztiefen durch die Schulmöbelnorm vorgegeben. Es handelt sich hier um Stühle mit unterschiedlichen altersabhängigen Sitztiefen. Für den häuslichen Arbeitsplatz sind einstellbare Sitztiefen zu empfehlen.

☞ Zum Sitzen gehört auch das Aufstehen. Durch falsches Aufstehen oder Hinsetzen wird die Wirbelsäule mehr als notwendig belastet. Steht man mit rundem Rücken auf, wird auf die Wirbelsäule ebenfalls ein erheblicher Druck ausgeübt (siehe Seite 111).

Der häusliche und der schulische Kindertisch im Vergleich:

Mindestanforderungen an einen Kinder- und Jugendarbeitstisch (Einsatz zuhause):	**Mindestanforderungen an einen Kinder- und Schülerarbeitstisch (Schwerpunkt Schule):**
Sicherheit/GS-Zeichen	dito
schnelle und unkomplizierte Höhenverstellung (58 cm unten / 82 cm oben)	dito (jedoch 56 cm unten und 82 cm oben)
große Arbeitsplatte (Mindesttiefe 60 cm / Breite 110 cm)	Erfüllung der europäischen Schulmöbelnormen
neigbare Tischfläche (mindestens 16°) – Vorrichtung gegen das abrutschen von Gegenständen	dito
eindeutige Anordnung aller Bedienelemente – keine Verletzungsgefahr	dito
Beim PC Einsatz: • Mindesttiefe 90 cm • eine separate auch absenkbare Einheit • bedienungsfreundliche Platzierung eines Druckers ohne Beeinträchtigung der Beinfreiheit.	
Ebenfalls sinnvoll: Ablage(n) – 30 cm Mindesttiefe	
seitliche Tischplattenerweiterungen	

Der häusliche und der schulische Kinderstuhl im Vergleich:

Mindestanforderungen an Freizeit und Aktivsitzmöbel:	**Mindestanforderungen an einen Schul- und Freizeitdrehstuhl:**	**Mindestanforderungen an einen Schulstuhl:**
Sicherheit/ GS-Zeichen	dito	dito
ergonomische Sitz-/ Lehneneigenschaften	dito	dito
klimafreundliche Materialien und Konstruktion	dito	dito
ausreichende Verstellmöglichkeiten • Sitzhöhe (34 cm bis 52 cm) • Sitztiefe (32 cm bis 42 cm • Rückenlehne (stufenlos ca. 5 cm)	ausreichende Verstellmöglichkeiten • Sitzhöhe (34 cm bis 52 cm) • Sitztiefe (ggf. durch unterschiedliche Stühle)	Anpassung an alle Körpergrößen (ggf. durch unterschiedliche Stühle)
Rückenlehne • bietet Unterstützung bis unter Schulterblätter • bietet dynamische Unterstützung ohne Druckstellen zu erzeugen	dito	dito

Fortsetzung des Vergleichs häuslicher und schulischer Kinderstuhl:

Mindestanforderungen an Freizeit und Aktivsitzmöbel:	**Mindestanforderungen an einen Schul- und Freizeitdrehstuhl:**	**Mindestanforderungen an einen Schulstuhl:**
Passt sich jeder Lageveränderung des Körpers an und animiert zur Veränderung der Sitzhaltung	dito	dito
Wirkungsvolle Sitztiefenfederung	dito	dito
	Erfüllung der europäischen Schulmöbelnormen	Erfüllung der europäischen Schulmöbelnormen
	Ebenfalls sinnvoll:	**Ebenfalls sinnvoll:**
	in alle Richtungen bewegliche Sitz-/Lehnenschale	Gleiter für Hart- und Weichböden
		Querstrebe im Gestell (Extrembelastung)

Eltern und die Lehrkräfte sollten seitens der Hersteller Informationen zur richtigen Einstellung der Produkte erhalten. Sie sollten darüber hinaus aufgeklärt werden, dass insbesondere im Kindes- und Jugendalter, also in einer Phase des biologischen „Heranwachsens“, ein aktiv-dynamisches Sitzen nicht nur wünschenswert, sondern von den Produkten geradezu gefordert werden soll. Bewegung auch während des Sitzens stimuliert Körper, Geist und Seele!

Und noch ein entscheidender Hinweis: Eine gesunde Entwicklung von Kindern und Jugendlichen ist nur gewährleistet, wenn dem heranwachsenden Organismus genügend Bewegungsangebote und Bewegungsanlässe zur Verfügung stehen. Je jünger die Kinder sind, umso mehr spielt die alltägliche körperliche Aktivität eine entscheidende Rolle für eine ausgewogene Entwicklung von Körper, Geist und Seele. Körperlich-motorische Fitnessmängel kann der ergonomischste Schülerarbeitsplatz nicht beheben oder vermeiden.

Ein ergonomischer Kinder- und Schülerarbeitsplatz ist nur ein Baustein auf dem Weg zum rückengerechten Alltag für Kinder. Gleichzeitig sollten aktive Bewegungspausen in der Schule durchgeführt und die Kinder und Jugendlichen zu deutlich mehr Bewegung und Sport in der Freizeit animiert werden.

Aktiv sitzen von Anfang an

Untersuchungen zeigen alarmierende Zahlen: Rund 50 % der 11- bis 14-jährigen leiden unter Haltungsstörungen. Bereits im Grundschulalter hat jedes dritte Kind Rückenschmerzen, 55 % der Grundschüler klagen über Konzentrationsschwierigkeiten.

Und nicht nur das: Kinder werden immer dicker und unbeweglicher. Auf einem Bein stehen, auf einem Baumstamm entlang balancieren, beim Abbiegen mit dem Rad einen Arm als Handzeichen ausstrecken – viele Kinder sind damit heute überfordert. Das Gefühl für Körper und Gleichgewicht fehlt.

Ab ca. 4 Jahren ist deshalb schon aktives Sitzen gefordert und sinnvoll. Aktiv-dynamische Sitzmöbel, konzipiert speziell für Kinder, fördern eine gesunde Entwicklung von Geist und Körper.

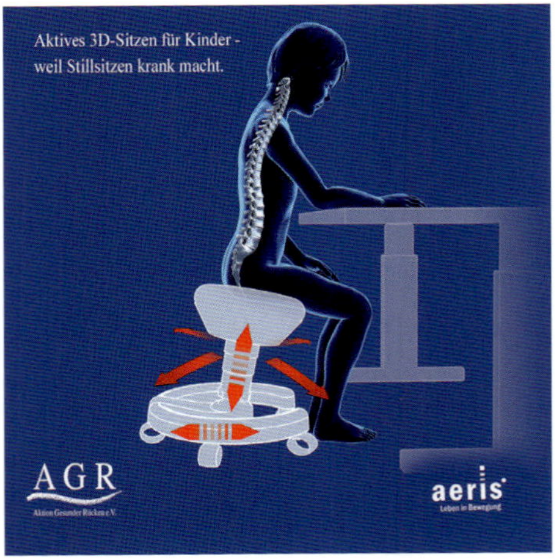

Sehr empfehlenswert ist eine möglichst dreidimensionale Beweglichkeit des Sitzmöbels, denn das fördert und fordert den natürlichen Bewegungsdrang von Kindern, unterstützt sie in ihrer körperlichen und geistigen Entwicklung und sorgt so auch für deutlich weniger Rückenprobleme.

Lernvermögen, Aufmerksamkeit und Konzentration fördern, körperliche und emotionale Spannungen abzubauen sowie Haltungsschwäche und Rückenproblemen vorzubeugen, wird unterstützt durch aktiv dynamisches Sitzen, also durch Belastungswechsel (häufiger Wechsel der Körper- bzw. der Sitzhaltung).

Solche Aktivsitzmöbel sind eine ideale Ergänzung, ggf. sogar Alternative, zu klassischen Kindersitz- bzw. Kinderzimmermöbeln. Da sie sogar spielerisch und mit Spaß zu „erfahren“ sind und in vielen kindergerechten Farben angeboten, werden sie von den Kleinen auch sehr gerne angenommen.

Die Anforderungen an solch ein Sitzmöbel sind im Großen und Ganzen vergleichbar mit den Anforderungen im Erwachsenenbereich (siehe Seite 73 ff.).

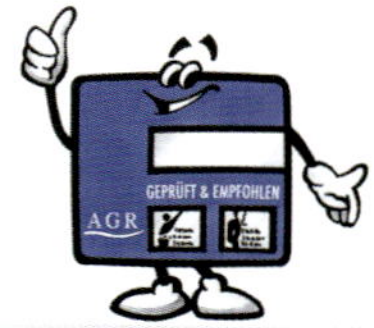

Aktiv sitzen von Anfang an in der Zusammenfassung:

Mindestanforderungen:
- mehrdimensionale Beweglichkeit der Sitzfläche
- fester Stand des Sitzmöbels
- Höhenverstellbarkeit
- vertikales Schwingen
- seitliches Auslenken des Sitzes

Die klassische Buchstütze ein nützliches Hilfsmittel wiederentdeckt!

Sie feiert als Unterlage für Hefte, Bücher oder Arbeitsvorlagen Renaissance im Angebot des Bürozubehörhandels. In der Praxis findet man sie jedoch nicht allzu häufig, was wohl an ihren bisher sehr begrenzten Nutzungsmöglichkeiten liegt. Dabei macht die Nutzung einer Buchstütze, also eines schrägen Tischaufsatzes als Unterlage für Bücher, Hefte, Arbeitsvorlagen etc., sehr viel Sinn.

Sie kann zum einen zu dem immer wieder gewünschten Bewegungswechsel anregen und zum anderen erlaubt sie dem Nutzer eine aufrechte Arbeitshaltung des Oberkörpers. Dies verhindert eine zu starke Vorneigung des Kopfes (Nick-Haltung), die zu unerwünschten Rücken- und insbesondere Nackenproblemen führt.

Kinder und Jugendliche sitzen heute viel häufiger und länger als Generationen zuvor. Folglich muss, neben dem Thema „mehr Bewegung", auch deren ergonomisches Umfeld kritisch unter die Lupe genommen und möglichst optimiert werden. Ideal wären natürlich ein höhenverstellbarer Tisch mit neigungsverstellbarer Platte oder ein Stehpult mit gleichen Eigenschaften. Das geht aber leider nicht immer und nicht überall.

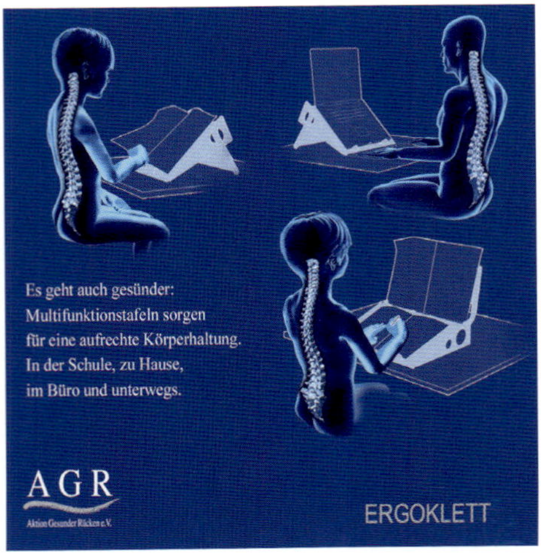

In der Schule, vielfach auch in Betrieben, muss mit dem vorhandenen Mobiliar gearbeitet werden, da die auf Dauer unverzichtbare Neuanschaffung und Neugestaltung von ergonomisch sinnvoller Möblierung gegenwärtig oftmals nicht umsetzbar ist. Also, warum nicht zurückkommen auf die gute alte Buchstütze? Sie dient Kindern, Jugendlichen und uns Erwachsenen gleichermaßen als wertvolles Hilfsmittel, um Rücken und Nackenschmerzen zu reduzieren und zu vermeiden. Doch sie sollte deutlich mehr können als wir es von früher her oder von den heute überwiegend handelsüblichen Produkten kennen. Oftmals schaden zu viele Funktionen dem eigentlichen Nutzen, was im Falle „Buchstütze“ jedoch keineswegs gilt. Verabschieden wir uns lieber von der klassischen Buchstütze und reden statt dessen von einer vielseitig einsetzbaren „Multifunktionstafel“, ein Begriff der eher verdeutlicht, worauf es ankommt.

Eine sinnvolle Multifunktionstafel eignet sich als Unterlage für Schreib-, Schul- und Büroartikel, bis hin zum Laptop, gleichermaßen gut. Man kann sie problemlos transportieren und völlig unkompliziert im Büro, unterwegs und in der Schule nutzen. Sie sollte sogar als Arbeitsunterlage im Auto oder als praktisches Tablett beim Essen, Schreiben und Lesen im Bett (z. B. auch im Falle einer Krankheit) einsetzbar sein, denn dann erfüllt sie ihren Zweck und ist eine lohnenswerte Anschaffung.

Eine solche Multifunktionstafel erleichtert und bereichert den Alltag seines Nutzers, vom Kind über den Erwachsenen, bis hin zu den Senioren.

Die Anforderungen an Multifunktionstafeln in der Zusammenfassung:

Mindestanforderungen:
- Standsicherheit (um ein Wegrutschen auf der Unterlage zu vermeiden)
- Arbeitsfläche mindestens 38 cm tief und 45 cm breit
- stufenlose Neigungsverstellung der Arbeitsplatte
- Einsatz als Hilfsmittel losgelöst vom Arbeitstisch (also im Bett, Auto etc.) sollte problemlos möglich sein
- reichhaltiges Zubehör (für viele unterschiedliche Einsatzzwecke, ganz besonders für die Schule)

Ebenfalls sinnvoll:
- Aufstellfüße (mit denen das Gerät in ein Pult umgewandelt werden kann, was zeitweiliges Arbeiten im Stehen ermöglicht)
- breite Farbpalette oder sonstige Designmerkmale (um die Nutzerakzeptanz zu erhöhen)

Schulranzen

Wohl nichts bewegt die Emotionen von Eltern, Großeltern und Erziehungsverantwortlichen so sehr wie die Frage, welcher Schulranzen ist der Richtige und welches Ranzengewicht darf man einem Kind zumuten? Hintergrund dieser Sorge ist, neben vielen Fehlinformationen, die Tatsache, dass Rückenschmerzen im Kindes- und Jugendalter drastisch zunehmen. So weisen viele wissenschaftliche Studien auf einen „dramatischen" Anstieg der Prävalenz von Rückenschmerzen mit zunehmendem Alter hin: von weniger als 10 % der unter 10-jährigen, bis zu 50 % bei 15- und 16-jährigen (Sheir-Neiss et al. 2003). Insbesondere im Zuge intensiver Wachstumsbeschleunigung während der Pubertät, kommt es zu einer auffälligen Häufung von Rückenbeschwerden (Leboeuf-Yde et al.1999).

Als ein wesentlicher Risikofaktor für das Auftreten von Rückenschmerzen im Kindes- und Jugendalter wird unter anderem die Belastung durch den beladenen Schulranzen diskutiert. Allerdings gibt es bisher keinen wissenschaftlich fundierten Beleg, dass zu schwere Schulranzen Rückenschmerzen verursachen. Die Empfehlung für ein Ranzengewicht, welches 10 bis 12,5 % des Körpergewichts nicht überschreitet, ist ebenfalls nicht belegt.

Die Diskussionen betreffend einer möglichen Gefährdung von Kindern durch das Schulranzengewicht sind sehr komplex und stehen immer im Zusammenhang mit der individuellen Belastungsverträglichkeit, der Belastungsdauer, einer möglichen Fehlbelastung durch die Qualität des Ranzens selbst, die individuellen Tragegewohnheiten, dem Schulweg des Kindes (Entfernung), dem Trageverhalten, dem Schulranzentyp und dem Gewicht des Schulranzens (leer, gepackt, Gewicht des Inhaltes). Sie stehen ebenfalls im Zusammenhang mit der individuell unterschiedlichen körperlichen Beschaffenheit (groß, klein, stark, schwach, dick, dünn, etc.) und Leistungsfähigkeit.

Die bisher vorliegenden internationalen Studien dokumentieren, dass ein Ranzengewicht bis zu 15 % des Körpergewichts, ohne nennenswerte Beeinträchtigungen bewältigt werden kann. Ab einem Gewicht von 15 % an aufwärts kommt es jedoch zu signifikanten Veränderungen in der Körperhaltung und in den Bewegungsabläufen von Heranwachsenden, die Anlass zu der Vermutung geben, dass strukturelle Veränderungen auf längere Sicht sehr wahrscheinlich sind. Hinsichtlich des Trageverhaltens konnte festgestellt werden, dass der Schulranzen von den Kindern zwar grundsätzlich auf dem Rücken getragen wird, dieser aber nicht immer wie gefordert rückengerecht am Rücken anliegt.

Worauf es ankommt:

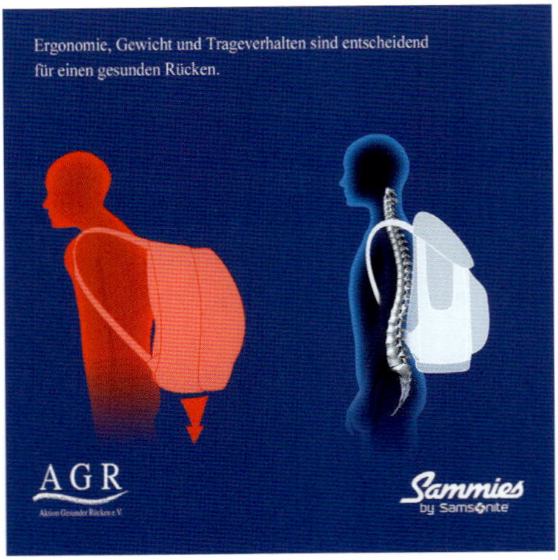
Ergonomie, Gewicht und Trageverhalten sind entscheidend
für einen gesunden Rücken.
AGR
Aktion Gesunder Rücken e.V.
Sammies
by Samsonite

- ☞ Das Leergewicht des Schulranzens darf 1.300 g, bei einem Innenraumvolumen von Minimum 15 l, nicht überschreiten.
- ☞ Die Tragegurte müssen gut gepolstert und mindestens 4 cm breit sein. Sie müssen leichtgängig verstellbar und optimal auf die Körpergrößen-Unterschiede einstellbar sein. Ein Verrutschen der Gurte muss vermieden werden (z. B. durch „bananenförmige“ Ausführung der Gurte).

Die auf dem Rücken des Kindes anliegende Seite (Rückenteil des Schulranzens) muss folgende Kriterien aufweisen:

☞ Ergonomische Konturierung, (unter Berücksichtigung der physiologischen Schwingung der Wirbelsäule), welche die Dornfortsätze der Wirbelsäule entlastet und die Hauptlast auf die Weichteile entlang der Wirbelsäule seitengleich überträgt. Der Ranzen soll sich an den Rücken „anschmiegen".

☞ Druckstabiles Material, damit der Inhalt nicht auf den Rücken des Kindes durchdrücken kann.

☞ Atmungsfreundliche Polsterung mit ausreichenden Belüftungsrillen zur besseren Luftzirkulation.

☞ Rutschfestes Material mit seitlicher Rückenführung (seitliche Erhöhungen), welches ein „hin und her"-Rutschen verhindert und eine mittige Platzierung des Ranzens auf dem Rücken sicher stellt.

☞ Die Fächeraufteilung im Ranzen muss so gestaltet sein, dass ein rückennahes Platzieren/Tragen schwerer Gegenstände in dafür vorgesehenen Fächer realisiert werden kann.

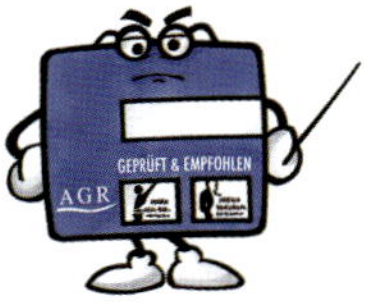

Der Schulranzen in der Zusammenfassung:

Mindestanforderungen:

- Das Leergewicht max. 1300 Gramm bei min. 15 Liter Innenraum
- Tragegurte: gut gepolstert, min. 4 cm breit, leichtgängig, auf die Körpergröße individuell einstellbar, rutschsicher
- Rückenteil des Schulranzens: ergonomische Konturierung, druckstabil, atmungsfreundlich – Belüftungsrillen, rutschfest – seitliche Führung
- Fächeraufteilung: mehrere Fächer – schwere Gegenstände nah am Körper platziert

Grundsätzlich muss von einer besonderen Empfindlichkeit gegenüber Fehlbelastungen jeder Art ausgegangen werden, solange sich das Haltungs- und Bewegungssystem noch in der Entwicklung befindet. Umso wichtiger ist es, schon im Kindesalter auf ergonomisch erforderliche Bedingungen hinzuweisen und diese zu beachten.

Ergonomischer Stuhl für Erzieher/innen im Kindergarten

Bei der Betrachtung von Kindern und Jugendlichen und ihrer Arbeitsplätze, ob zuhause oder in der Schule, darf der Kindergarten nicht vergessen werden.

Hier gelten zunächst die klassischen Themen, wie gesunde Ernährung und mehr Bewegung und Bewegungsangebote. Bewegung bei kleinen Kindern lässt sich am ehesten spielerisch fördern. Als Unterstützung dazu bieten sich, neben den üblichen Bewegungsspielen und hergebrachten Spielgeräten, neuartige Geräte an. Es gibt sie in verschiedenen Varianten sowohl für den Innen- als auch für den Außenbereich. Sie sind auch für den (Pausen-) Einsatz in der Schule geeignet und fördern Konzentration und körperliche Fähigkeiten zugleich.

Bleiben wir jedoch im Kindergarten. Da müssen wir uns, abgesehen von den o. a. Themen (die übrigens vom Elternhaus mitgetragen werden sollten), eher mehr mit der Situation der Erzieher/innen, als mit der Situation der Kinder beschäftigen. Erzieher/in ist ein sehr anstrengender Beruf, von vielfachen Belastungen begleitet, körperlicher und psychischer Art. Nicht zuletzt die Rückenbelastung ist extrem. Das ist schnell zu verstehen, denn der/die Erzieher/in bewegt sich vielfach auf Augenhöhe mit den Kindern, ja sitzt sogar längere Perioden (z. B. beim Basteln und Malen) mit den Kindern an niedrigen, kleinen Tischen. Ständiges Bücken und Heben, auch der Kinder, oftmals begleitet von rückenfeindlichen Bewegungsabläufen, in Verbindung mit längeren Sitzphasen, mit permanent „krummen Rücken“, das belastet extrem. Wen soll es da verwundern, wenn Rückenschmerz der fast tägliche Begleiter der Mitarbeiter ist?

Die wichtigsten klaren Empfehlungen lauten folglich:

☞ Erlernen von rückengerechten Arbeitsabläufen und Entspannungstechniken (z. B. in der Rückenschule).

☞ Bei der Arbeit mit den Kindern möglichst rückengerecht Sitzen (wozu, neben möglichst häufig korrekter Sitzhaltung, unbedingt auch eine gewisse Sitzdynamik gehört).

Man muss nicht permanent gerade und aufrecht sitzen, sondern der Stuhl sollte die Möglichkeit bieten, immer wieder eine rückenfreundliche, aufrechte Sitzhaltung einzunehmen und Bewegungsabläufe fördernd unterstützen. Ein guter Erzieher/innen Stuhl muss im Prinzip die gleichen Aufgaben und Anforderungen, wie ein guter Bürostuhl oder ein gutes Aktivsitzmöbel, erfüllen. Folglich gelten auch deren Kriterien für Sitzmöbel (siehe Seite 64 ff.) aus dem hier geschilderten Arbeitsalltag. Extrem wichtig, um auf Augenhöhe mit den Kleinen arbeiten zu können, ist, dabei die Einstellbarkeit der individuell benötigten Sitzhöhe. Diese liegt zwischen ca. 30 und 50 cm. Aufgrund ihres hohen Nutzeneffektes ist eine solche Höhenverstellbarkeit unverzichtbar.

☞ Achten Sie darauf, ob die Möbel objektiv und von unabhängiger Seite geprüft und entsprechend ausgezeichnet sind, wie z. B. mit dem Gütesiegel der Aktion Gesunder Rücken (AGR) e. V. Dies gibt Ihnen die notwendige Sicherheit bei der Auswahl eines „rückengerechten“ Produktes.

Erzieherinnenstühle in der Zusammenfassung:

Mindestanforderungen – über das Thema Bürostuhl hinausgehend:

- Sitzhöheneinstellbarkeit (ca. 30-50 cm)
- flexible, die Wirbelsäule abstützende, Rückenlehne
- gebremste Rollen

Fazit: Mit nur geringem finanziellen Aufwand könnte der „Arbeitsplatz Kindergarten“ mitarbeiterfreundlicher und zugleich gesünder gestaltet werden. Das käme nicht nur dem Mitarbeiter, sondern auch dem Arbeitgeber zugute, denn es wäre ein wirkungsvoller Beitrag zur Verbesserung der gesundheitlichen Situation und damit zur Reduktion von Arbeitsunfähigkeitstagen. Alleine dadurch würde sich die Investition schnell rechnen. Zugleich käme das aber auch unseren Kindern zugute, denn eine „schmerzfreie Erziehungskraft“ kann anders und besser auf die Kleinen zugehen, als jemand, der immer wieder oder gar andauernd von Rückenschmerzen geplagt und abgelenkt wird.

Schuhe

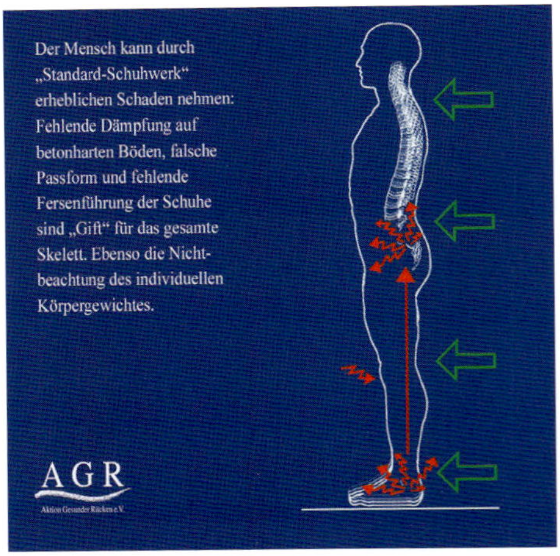

Mehr als ein Drittel unseres Lebens verbringen unsere Füße in Schuhen, die oft gar nicht richtig passen. Menschen mit breiteren Füßen sind z. B. oft gezwungen, einen längeren (als eigentlich benötigten) Schuh zu wählen. Der ist dann ebenfalls breiter als das kürzere Modell und der breitere Fuß passt in der Breite hinein, aber dann ist der Schuh auch länger, zu lang und vor den Zehen ist zu viel Spielraum. Nur ca. 50 % von uns haben „ Normalbreite“. Bei der knappen anderen Hälfte gibt es nochmals 3 - 4 unterschiedliche Breiten. Nicht passende Schuhe verursachen vielerlei Probleme, welche sich erst im Laufe der Zeit beim Tragen zeigen, z. B. Hautreizungen und Hauterkrankungen durch ein feuchtes Klima im Schuh, Druckbeschwerden, Verkürzung von Sehnen und Bändern (bei zu hohen Absätzen) usw. Ein nicht richtig passender Schuh ist oft Ursache für Fehlhaltungen des Körpers, mit negativen Auswirkungen auf die Rückenmuskulatur, die Hüftgelenke und die Wirbelsäule. Auch das Unfallrisiko steigt durch umknicken und stolpern. Da wir uns heute überwiegend auf harten Flächen und Böden bewegen, werden durch die harten Stöße, insbesondere auf die Ferse, Fuß- und Kniegelenke, Bänder und die Wirbelsäule, zusätzlich belastet.

Da alle Fußformen naturbedingt unterschiedlich sind, gilt es Kriterien zur richtigen Auswahl eines Schuhes zu finden, damit der Schuh passt! Hierauf sollten Sie beim Schuhkauf achten:

- ☞ Der Schuh muss die richtige Länge haben. Sehr oft wird wegen zu geringer Schuhbreite der Schuh zu groß gekauft. Oft sind auch die Füße unterschiedlich lang.
- ☞ In der Länge zu große Schuhe fördern Risiken, wie Ausrutschen, Umknicken, Stolpern und Hautprobleme.
- ☞ Der Schuh muss die richtige Weite haben. Füße sind unterschiedlich breit. Ca. 50 % der Erwachsenen haben „Normalbreite", 45 % eine „Extrabreite" und 5 % eine „schmale" Schuhbreite. Demzufolge sollten Schuhe bei gleicher Länge in unterschiedlichen Breiten angeboten werden, dem so genannten „Mehrweitensystem". Zu enge Schuhe verursachen u. a. Hautreizungen und Hauterkrankungen, ferner kommt es je nach Umgebungstemperatur zu starkem Schwitzen oder zu kalten Füßen.
- ☞ Die Schuhform soll sich an der natürlichen Fußform orientieren. Er darf weder drücken, noch zu groß sein, um Fehlstellungen vorzubeugen und das Schuhinnenklima günstig zu beeinflussen. So lassen sich oft durch falsches Schuhwerk bedingte Probleme, wie Knick-, Senk-, Spreiz- oder auch Plattfüße, vermeiden. Wichtig ist eine angepasste, entlastende sowie unterstützende Schuhgestaltung.
- ☞ Der Schuh sollte den Gang stabilisieren und z. B. eine Fersenführung haben, d. h., die Ferse wird leicht stützend umfasst, woraus sich eine Stützwirkung für den Fuß ergibt. Das sorgt für einen sicheren Gang, entlastet die Sprunggelenke, reduziert die Umknickgefahr und ist vorbeugend gegen Gelenk- und Wirbelsäulenbeschwerden.

☞ Wichtig ist eine möglichst verschleißfreie Dämpfung im Fersenbereich. Im optimalen Fall ist diese auf das individuelle Körpergewicht des Trägers abgestimmt und verschleißfrei (ansonsten lässt die Dämpfungswirkung langsam nach, was der Nutzer zunächst kaum merkt). Das ist vorbeugend gegen Gelenkverschleiß und Wirbelsäulenbeschwerden. Die Belastung durch harte Böden entfällt, was ein deutlich ermüdungsfreieres Gehen zur Folge hat (vgl. gehen im angefeuchteten Sand).

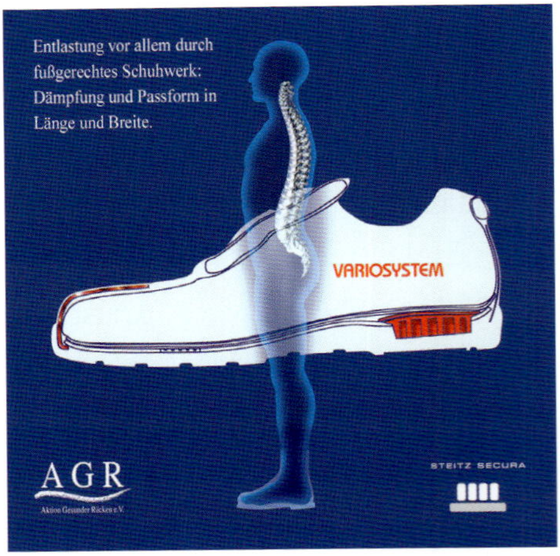

☞ Alternativ ist eine „muskelaktive Dämpfungsunterstützung" äußerst funktional. Dabei werden über eine ganzflächige leichte Sohlendämpfung, in Verbindung mit einer speziellen Abrolldynamik ebenfalls sehr positive, objektiv messbare, Ergebnisse erzielt.

Folgende Schuhmaterialien wirken sich zusätzlich positiv aus:

- Brandsohlen aus Leder verbessern die Feuchtigkeitsregulierung und optimieren das Schuhinnenklima. Dies ist sinnvoll um Infektionen der Fußhaut (Bakterien- und Pilzreaktionen) zu vermeiden.
- Eine Laufsohle mit Dämpfungseigenschaften.
- Rutschfeste Sohlen.
- Natürliche Materialien zur Vermeidung allergischer Reaktionen gegen Lederinhaltsstoffe bzw. Gerbrückstände.
- Alterungsbeständiges Sohlen- und Dämpfungsmaterial, damit keine Einbuße der Dämpfungs- und Elastizitätseigenschaften auftritt.

Schuhe mit muskelaktiver Dämpfungsunterstützung

Es besteht kein Zweifel darüber, dass Barfußgehen, wie z. B. am Sandstrand oder über eine Rasenfläche, die natürlichste Form der menschlichen Fortbewegung ist. Durch das Barfußgehen werden sämtliche Muskeln, Bänder und Gelenke im Fuß trainiert. Das sorgt für eine natürliche Gehtechnik und schult das Gleichgewichtsgefühl, insbesondere auf unebenen Boden.

Allerdings setzt unsere zivilisierte Umwelt dem Gehen ohne Schuhe enge Grenzen. Dieses Dilemma greifen Hersteller von Schuhen gezielt auf. Sie versuchen, durch speziell aufgebaute Schuhsohlen das Gehen auf natürlichen Böden nach zu stellen.

Biomechanische Untersuchungen belegen den Einfluss der Schuhsohle auf die Propriozeption (Eigenempfindung). So ist heute bekannt, dass sehr weiche Laufschuhe die reflexartige Anspannung der Beinmuskulatur beim Laufen verringern und somit für das Gelenk-Muskelsystem nachteilig sind. In der Therapie werden bereits seit einigen Jahren mit nachweislichem Erfolg spezielle Sohlen zur Förderung eines funktionellen Gangbildes eingesetzt. Nicht selten wird häufig bei Sportschuhen, eine zusätzliche, teure Dämpfung im Vorfußbereich angeboten. Deren Nutzen ist bisher nicht belegt, dennoch kann eine solche „Vorfußdämpfung“ Sinn machen. Das allerdings ausschließlich an gewerblichen „Steharbeitsplätzen“, also im speziellen Arbeitsschuh.

Anforderungen an Aktiv-Schuhe mit speziell aufgebauter Sohle:

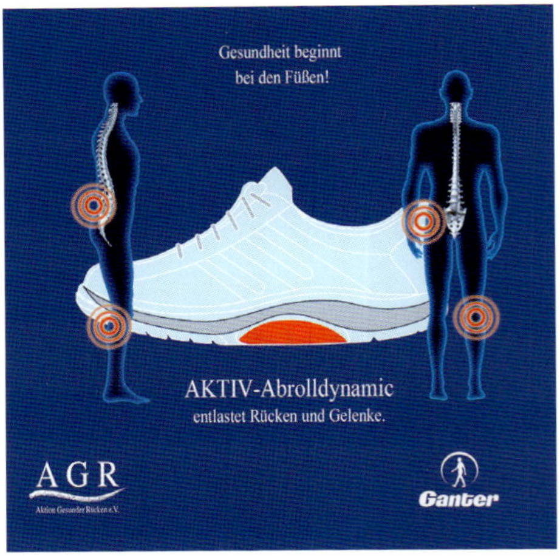

☞ Die Sohle muss so konstruiert sein, dass neben einer Auftrittsdämpfung durch Material und Formgebung eine muskelaktive Dämpfungsunterstützung erfolgt und außerdem eine Entlastung der Ferse und des Vorfußes gewährleistet ist. Während des Stehens und der Abwicklung (beim Gehen) erfolgt eine messbar verbesserte Muskelaktivierung. Diese bewirkt eine natürliche Aufrichtung der Fußgewölbe und fördert zugleich die aufrechte Haltung. Dadurch wird über die sensomotorische Wirkung Einfluss auf die Verbesserung der gesamten Körperhaltung genommen.

Aktiv-Schuhe …

- … beeinflussen die Ganglinie und die Abrolldynamik,
- … reduzieren die Belastung beim Fußaufsatz,
- … aktivieren die Fuß- und Unterschenkelmuskulatur,
- … stabilisieren das obere Sprunggelenk,
- … beeinflussen den Gang und die Körperhaltung auch durch einen etwas höheren, hinten (nur leicht) abgeschrägten Schuhabsatz, was zugleich die Fußsohlen stimuliert.

Der Gebrauch gesunder Schuhe führt zu einer positiven Beeinflussung der Wirbelsäule, wirkt Wirbelsäulenfehlhaltungen und Wirbelsäulenfunktionsstörungen und deren belastenden Begleiterscheinungen entgegen. Er steigert das subjektive Wohlbefinden, erleichtert das Gehen und Stehen, beugt Beschwerden vor.

Schuhwerk mit muskelaktiver Dämpfungsunterstützung kann sogar bei anderen Problemen hilfreich sein. Bei verschiedenen neurologischen Erkrankungen, wie beim Parkinson-Syndrom, spastischen Störungen, aber auch Gangunsicherheit durch Kleinhirnerkrankungen sowie durch Erkrankungen der Hinterstrang (Funiculus) Bahnsysteme des Rückenmarks, ist ein positiver Effekt zu erwarten.

Zusammenfassung der Anforderungen an Schuhe:

Mindestanforderungen:
- hochwertige Materialien
- Mehrweitensystem (unterschiedliche Längen und Weiten)
- Fersenführung
- gewichtsabhängige, verschleißfreie Dämpfung im Fersenbereich
- Alternativ: „muskelaktive Dämpfungsunterstützung“
- Schuhform orientiert sich am Naturformleisten

Ebenfalls sinnvoll:
- Brandsohlen aus Leder
- rutschfeste Sohlen
- natürliche Materialien mit guten Klimaeigenschaften
- alterungsbeständiges Sohlenmaterial

Zum Schluss noch einige Tipps:

☞ Schuhanprobe möglichst nachmittags.

☞ „Dreidimensionale“ Anprobe, d. h., der Träger soll die Schuhe an der Sohle über die Zehenstellung, den Rist- und Fersenschluss bis zur evtl. Knöchel- und Achillessehnenumfassung beurteilen. Es darf nirgendwo drücken, noch zu viel Spiel haben, und beim Gehen soll ein sicheres, stabiles Ganggefühl vermittelt werden.

☞ Eine ausreichende Gehstrecke zur Beurteilung ist daher unbedingt erforderlich.

☞ Im Mittelpunkt steht die Fußgesundheit, nicht die Mode! Ihre Füße werden es Ihnen danken!

Bücken, heben, tragen bei der Arbeit – Rückenstützbandagen, eine Strategie zur Prävention

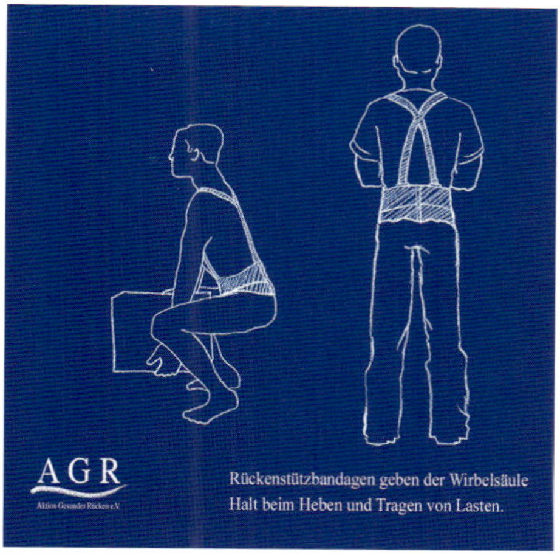

Das Heben, Tragen und Bewegen von Lasten am Arbeitsplatz findet häufig unter ungünstigen Bedingungen statt. Falsches Heben und Tragen belastet die Wirbelsäule und kann zu dauerhaften Schäden führen. Oftmals liegt die Ursache dafür im eigenen Fehlverhalten, d. h., wir besitzen keine oder zu wenig Kenntnisse darüber, wie wir solche Arbeiten rückengerecht durchführen können. Abhilfe schafft hier qualifizierte Beratung, wie sie z. B. von Arbeitsmedizinern, Arbeitsspezialisten, Krankengymnasten und Rückenschullehrern angeboten wird. Allerdings erlaubt manchmal der Arbeitsplatz, z. B. aufgrund räumlicher Enge, gar nicht oder nur bedingt, eigenes rückengerechtes Verhalten. Spätestens dann ist der Einsatz von technischen Hilfsmitteln, wie Rückenstützbandagen, erforderlich. Solche Hilfsmittel sind ein wichtiger Bestandteil der Prävention (Vorbeugung) und sinnvolle therapiebegleitende Maßnahme, wenn schon Rückenprobleme vorhanden sind.

Aus Sicht des Arbeitsmediziners ist der Erfolg eines solchen Hilfsmittels dann gegeben, wenn die Mitarbeiter im Umgang damit positive Erfahrungen unter Realbedingungen machen, die sich aufgrund technischer Gegebenheiten nicht ändern lassen (z. B. das Beladen von Frachträumen bei Flugzeugen). Es ist unter solchen extremen Verhältnissen für den Mitarbeiter nicht möglich, sich „rückengerecht“ zu bewegen. Die Verhältnisse bestimmen das Verhalten.

Arbeitsunfähigkeit durch Rückenerkrankungen ist ein extrem hoher Kostenfaktor in vielen Industriezweigen. Diese Erkrankungen stellen ein zunehmend sozioökonomisches Problem dar, welches aus arbeitsmedizinischer Sicht jegliche Anstrengung rechtfertigt, die Belastungen und die daraus resultierenden Beanspruchungen auf ein Minimum zu reduzieren. Priorität hat die Veränderung der Rahmenbedingungen – wie die der ergonomischen Arbeitsplatzgestaltung.

Die Arbeitsmedizin ist aufgefordert, den Mitarbeitern geeignete Arbeitsmittel, wie z. B. Rückenstützbandagen, zur Verfügung zu stellen. Diese Arbeits- bzw. Hilfsmittel müssen die Belastungen deutlich reduzieren. „Rückenstützbandagen sind in Verbindung mit kontrolliertem Training und ergonomischer Arbeitsplatzgestaltung ein sinnvolles Hilfsmittel“ (Dr. med. W. Gaber, Fraport AG - Direktor Medizinische Dienste, Frankfurt am Main).

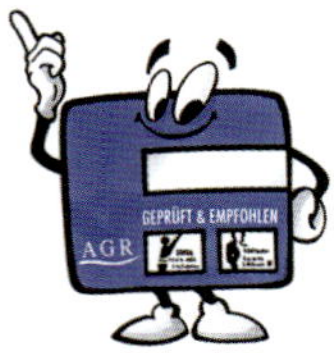

Folgende Punkte sind bei der Auswahl von Rückenstützbandagen zu berücksichtigen:

- ☞ Für eine richtige Handhabung ist eine verständliche Produktbeschreibung, besser Produkteinweisung, erforderlich.
- ☞ Die Rückenstützbandage soll den Träger zu einer ergonomisch richtigen Haltung „zwingen“. Dies fördert rückengerechtes Heben und Tragen und reduziert Arbeiten in ungünstiger Haltung.
- ☞ Unterschiedliche Körperstaturen erfordern eine Rückenstützbandage in unterschiedlichen Größen.
- ☞ Rückenstützbandagen mit Hosenträgern schränken die (ungünstigen) seitlichen Drehbewegungen ein.

- ☞ Die Rückenstützbandage muss aus atmungsaktiven Materialien bestehen. Diese reduzieren die Wärmeentwicklung und vermeiden den störenden Wärmestau bei körperlicher Arbeit.
- ☞ Ganz wichtig sind begleitende Maßnahmen, wie ein entsprechendes, auf den eigenen Arbeitsplatz zugeschnittenes, Verhaltenstraining unter fachlicher Anleitung.
- ☞ Achten Sie darauf, dass die Rückenstützbandagen objektiv und von unabhängiger Seite geprüft und entsprechend ausgezeichnet sind, wie z. B. mit dem Gütesiegel der Aktion Gesunder Rücken (AGR) e. V. Dies gibt Ihnen die notwendige Sicherheit bei der Auswahl eines „rückengerechten" Produktes.

Hubtische und Mobilliftsysteme zur ergonomischen Arbeitsplatzgestaltung

Viele Tätigkeiten in der Industrie, aber auch in anderen gewerblichen Bereichen, sind mit dem laufenden Heben und Bewegen von Lasten verbunden. Das bedeutet oft extreme Belastungen für den Rücken und die Wirbelsäule. Mehr und mehr Betriebe setzen inzwischen als vorbeugende und helfende Maßnahme Hubtische und Mobilliftsysteme ein. Sinnvoll sind auch hier ergänzende Maßnahmen, wie qualifizierte Beratung des Einzelnen durch Arbeitsplatzspezialisten (z. B. Arbeitsmediziner, Krankengymnasten, Rückenschullehrer etc.), mit dem Ziel, das rückengerechte Verhalten des Einzelnen zu optimieren.

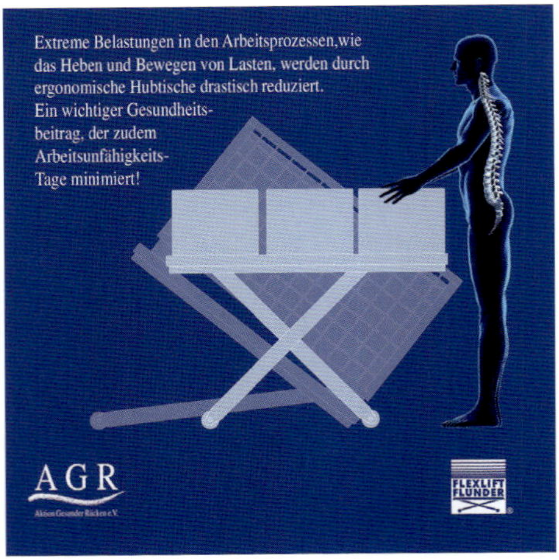

Grundsätzlich gilt: Die Kombination aus rückengerechten Hilfsmitteln, also z. B. den o. a. Hubtischen, mit Verhaltens- und gegebenenfalls auch Muskeltraining, garantiert den größten Erfolg. Die Probleme des Einzelnen reduzieren sich, ebenso wie der Krankenstand und die Motivation der Mitarbeiter steigt. Das sollte auch im Interesse jeden Arbeitgebers liegen.

Hilfsmittel, wie Hubtische und Mobilliftsysteme, mindern die Beanspruchung bei Montagearbeiten und/oder beim Umgang mit schweren Teilen, Paletten, Gitterboxen oder sonstigen Transportbehältern am Arbeitsplatz. Das gilt insbesondere für Montagearbeitsplätze an denen nicht nur das Teilegewicht, sondern auch die Belastung durch dauerhafte Bewegungsabläufe entstehen. So übernehmen Mobilliftsysteme das Heben, Kippen, Schütten, Drehen, Senken, Greifen, Fahren und Schwenken von Lasten. Ergonomische Arbeitsabläufe werden somit gefördert.

Bei der Auswahl eines „rückengerechten" Hubtisches sollten Sie folgende Aspekte berücksichtigen:

☞ Der Tisch muss über eine stufenlose Höhenverstellung verfügen. Die ist zwingend erforderlich, damit die Arbeitshöhe individuell an die Körpergröße anpassbar ist (Flachformpalettenhubtisch bis mindestens 75 cm, Montagehubtisch bis ca. 120 cm). Um auch hohe Gegenstände (die sich auf dem Tisch befinden) noch rückengerecht zu erreichen, darf die Bauhöhe des abgesenkten Hubtisches 10 cm nicht überschreiten.

☞ Der Tisch muss die richtige Plattengröße haben. Beim Flachformpalettenhubtisch soll sie der am Arbeitsplatz überwiegend verwendeten Palettengröße (z. B. 120 cm x 80 cm) angepasst sein. Bei Montagetischen orientiert sich die Plattengröße an den Anforderungen des jeweiligen Arbeitsplatzes.

☞ Eine umlaufende Fußraumfreiheit ist bei einer angehobenen Plattform erforderlich, um dicht genug an die auf dem Tisch befindlichen Gegenstände herantreten zu können.

☞ Die Arbeitsplattform muss flexibel sein, denn die Neigbarkeit und Drehbarkeit der auf dem Hubtisch befindlichen Last erleichtern die Entnahme bzw. die Beladung.

☞ Die Bedienung muss einfach, problemlos und zeitökonomisch erfolgen können. Gleichmäßige Hub- und Senkzeiten über den ganzen Weg sind erforderlich.

☞ Neben einer stationären Einsatzmöglichkeit sind mobile Varianten sinnvoll, um wechselnden Arbeitsbedingungen und Arbeitsstandorten gerecht zu werden.

Hubtische in der Zusammenfassung:

Mindestanforderungen:
- stufenlose Höhenverstellung
- Bauhöhe darf 10 cm nicht überschreiten
- richtige Plattengröße
- umlaufende Fußraumfreiheit
- einfache Bedienbarkeit

Ebenfalls sinnvoll:
- Neigbarkeit der auf dem Hubtisch befindlichen Last
- Drehbarkeit der auf dem Hubtisch befindlichen Last
- Mobilität
- weitere Optionen entsprechend den Anforderungen des Arbeitsplatzes

Bei der Auswahl von mobilen Liftsystemen sollten Sie auf folgende Aspekte achten:

☞ Um das Unterfahren einer Europalette zu ermöglichen, muss das Liftsystem in einer Niedrigbau-Ausführung (Fahrwerkhöhe unter 10 cm) angeboten werden.

☞ Mobile Liftsysteme bzw. deren Adaptersysteme müssen flexibel an die Beschaffenheit des Arbeitsplatzes und deren Arbeitsumgebung angepasst werden können. Sie müssen das Fahren, Greifen, Heben, Kippen, Schütten, Drehen, Senken und Schwenken von Werkstücken und Behältnissen ermöglichen und leicht bedienbar sein.

☞ Aufgrund der unterschiedlichen Arbeitsplatzbedingungen müssen Liftsysteme mit unterschiedlichen Hubhöhen und Traglasten angeboten werden.

- ☞ Mobilität ist sehr wichtig. Ein leichtgängiges Manövrieren auf engstem Raum muss möglich sein. Von Vorteil sind hierfür ein geringes Gewicht sowie eine Ausstattung der Geräte mit unterschiedlichen Rollen.

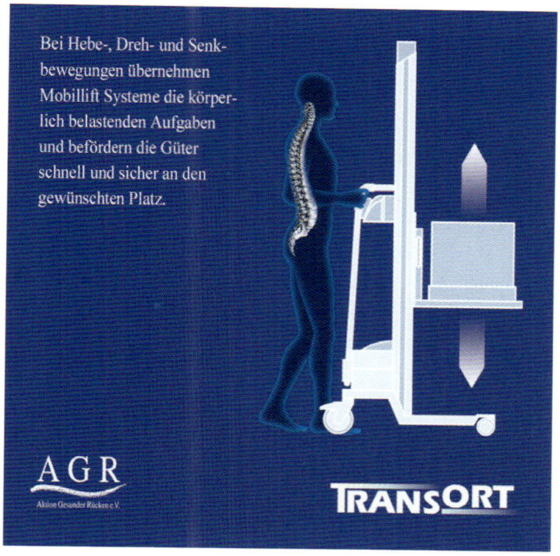

- ☞ Aus Sicherheitsgründen müssen die Hinterräder mit Radfeststellern oder Zentralbremsen ausgestattet sein. Außerdem ist zum Schutz der Füße ein sofortiger Stopp durch Sicherheitssensoren erforderlich.

- ☞ Die Bedienung muss einfach, problemlos und zeitökonomisch erfolgen können. Den Arbeitsanforderungen entsprechend sind dosierbare Hub- und Senkgeschwindigkeiten über den gesamten Weg erforderlich.

Mobilliftsysteme in der Zusammenfassung:

Mindestanforderungen:
- niedrige Bauhöhe
- Flexibilität
- Mobilität mit Sicherheit
- leichte Bedienbarkeit

Ebenfalls sinnvoll:
- stufenlos einstellbare Fahrwerksbreite
- abnehmbare Fernbedienung
- wartungsfreie Batterien mit integriertem Ladegerät
- integrierter Zweistufentritt

Für beide Produktbereiche gilt:

☞ Achten Sie darauf, dass die Hubtische oder Mobilliftsysteme objektiv und von unabhängiger Seite geprüft und entsprechend ausgezeichnet sind, wie z. B. mit dem Gütesiegel der Aktion Gesunder Rücken (AGR) e. V. Dies gibt Ihnen die notwendige Sicherheit bei der Auswahl eines „rückengerechten" Produktes.

☞ Zur Entscheidung über die benötigte Zusatzausstattung ist eine qualifizierte Arbeitsplatzanalyse im Vorfeld erforderlich.

☞ Informieren Sie sich über die richtige Hebe- und Tragetechnik.

Schlafstörung als Volkskrankheit[1]

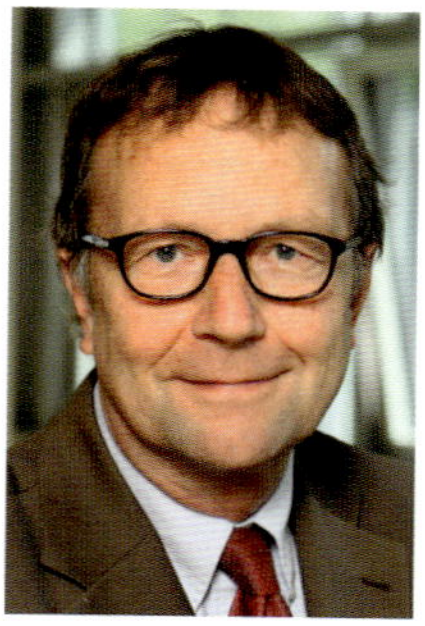

Prof. Dr. med. Jürgen Zulley

Schlafforscher, Präsident der Deutschen Akademie für Gesundheit und Schlaf (DAGS)

Wir werden uns auf den kommenden Seiten ausführlich zur richtigen Körperlagerung im Liegen, im Bett, beim Schlaf, äußern. Zum besseren Verständnis betrachten wir die vielen Seiten des Schlafes und Grundsätzliches zu seinen physiologischen, psychologischen sowie psychosomatischen Aspekten. Der Schlaf verläuft in vier Phasen mit Intervallen von etwa 90 bis 100 Minuten. Er gleicht einer Berg- und Talfahrt: vom leichten Schlaf bis zum Tiefschlaf, hinauf zum Traumschlaf und wieder herunter.

Die Schlafphasen verlieren gegen Morgen an Tiefe und kündigen das nahende Aufwachen schon an. Der Verlauf der Schlafphasen ist ein Zeichen für die Qualität des Schlafes. Sie unterliegen vielen inneren und äußeren Einflüssen und können leicht beeinträchtigt werden. Störungen können u. a. durch Stress, psychische Belastungen, Krankheiten, Schlafmittel, Alkoholgenuss, aber auch durch ein ungünstiges Raumklima und durch ein konstruktiv schlechtes und/oder altes, verbrauchtes Bett ausgelöst werden. Viele Hersteller brüsten sich mit Attributen, wie „Bandscheiben Matratze", „orthopädisch" etc., was vielfach leider nicht den Tatsachen entspricht. Hinzu kommt, dass ein Großteil der Betten in den deutschen Haushalten über 18 Jahre alt und somit hygienisch und mechanisch völlig verbraucht, also absolut untauglich ist. Eine Nutzungsdauer unserer Unterlagen über 8 Jahre (bis allerhöchstens 10 Jahre) hinausgehend ist daher keinesfalls angebracht.

[1] Quelle: Prof. Dr. Jürgen Zulley, Deutsche Akademie für Gesundheit und Schlaf (DAGS), Regensburg, www.dags.de

Schlafstörungen gehören neben den Rückenerkrankungen und Rückenbeschwerden zu den häufigsten Krankheitsbildern. Dieser Aspekt ist auch für das Thema Rückenschmerzen von Bedeutung, da der Schlaf Grundlage für Wohlbefinden oder Unwohlsein ist. Der Schlaf sollte Erholungs- und Regenerationsphase für Körper, Geist und Seele sein! Ist er es nicht, so liegt ein Krankheitsbild vor.

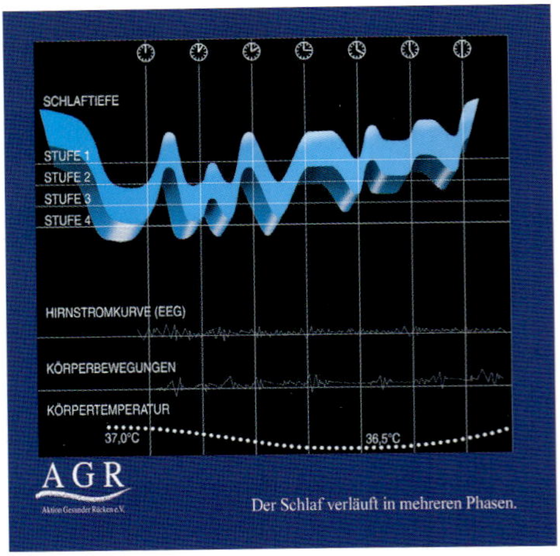

Der Schlaf verläuft in mehreren Phasen.

Es gilt: „Wer schlecht schläft, kann schnell Rückenprobleme bekommen und wer Rückenprobleme hat, schläft in der Regel schlecht".

Schlafstörungen sind häufiger als angenommen und nur eine Minderheit der Betroffenen sucht den Arzt auf. In einer großangelegten Repräsentativstudie der deutschen Allgemeinbevölkerung konnte in 6,0 % der Gesamtstichproben eine behandlungsbedürftige Ein- und Durchschlafstörung festgestellt werden. Nur 1/3 dieser Personen hatte einen Arzt aufgesucht. Tendenziell steigt das Problem und findet generell noch viel zu wenig Bedeutung. Betroffene unterschätzen vielfach die damit einhergehenden persönlichen Gesundheitsrisiken.

Schlafstörungen bedeuten nicht nur Beeinträchtigungen in der Nacht. Eine Schlafstörung ist immer auch eine Wachstörung. Als direkte Konsequenz muss eine erhöhte Tagesmüdigkeit gesehen werden, die selber auch eine Schlafstörung darstellen kann. Dies bedeutet dann auch eine Beeinträchtigung der Befindlichkeit und der Leistungsfähigkeit am Tage.

Darüber hinaus können chronische Schlafstörungen zu schwerwiegenden Folgeerkrankungen führen. Zu nennen sind hier beispielsweise Bluthochdruck, Magen-Darm-Erkrankungen aber auch psychiatrische Erkrankungen, wie die Depression.

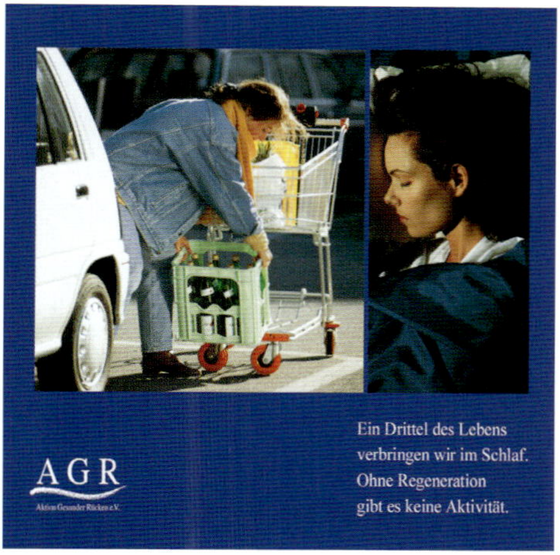
AGR
Ein Drittel des Lebens verbringen wir im Schlaf. Ohne Regeneration gibt es keine Aktivität.

Schlafstörungen sind kein einheitliches Krankheitsbild. So werden in der Schlafmedizin weit über 80 verschiedene Formen gegeneinander abgegrenzt.

Die Störungen des Schlafs lassen sich grob in vier Gruppen einteilen:

☞ Bei den Ein- und Durchschlafstörungen liegen oftmals psychische Gründe vor, aber auch ein falscher Umgang mit dem Schlaf kann die Ursache sein. Selbstverständlich muss auch immer ausgeschlossen werden, dass eine bisher nicht erkannte körperliche Ursache zu der Schlafstörung führt. Auch psychische Erkrankungen besonders Depressionen, stören den Schlaf oft erheblich.

☞ Viele Betroffene kommen mit dem Symptom der Tagesmüdigkeit zum Hausarzt, obwohl sie ausreichend und für ihr Gefühl auch gut schlafen. Manchmal kommt es sogar vor, dass diese Patienten während der Arbeit oder sogar im Straßenverkehr ungewollt einnicken. Meist findet sich eine körperliche Ursache, die dazu führt, dass der Schlaf wiederholt kurz unterbrochen wird. Diese kurzen Unterbrechungen werden vom Schläfer nicht wahrgenommen, sie sorgen aber dafür, dass der Schlaf nicht erholsam ist.

☞ Hauptursache hierfür sind meist die so genannten Schlaf-Apnoen. Darunter versteht man wiederholte, kurze Atemaussetzer während des Schlafes, meist mit Schnarchen verbunden. Nicht selten sind aber auch unwillkürliche Beinbewegungen im Schlaf die Ursache für die Müdigkeit am Tage (Restless-Legs-Syndrom). Schließlich kann ebenso die Schlaf-Wach-Regulierung im Gehirn selbst gestört sein, wie dies bei der Narkolepsie („Schlummersucht“) der Fall ist.

☞ Auch unphysiologische Schlaflagerung durch ein „falsches Bett“ und/oder raumklimatisch ungünstige Faktoren (zu warm, zu kalt) können zu einem gestörten Schlaf beitragen. Tagesmüdigkeit am Arbeitsplatz, insbesondere bei überwiegend sitzenden Tätigkeiten, kann vermindert werden, wenn längeres Sitzen durch Stehen und Gehen unterbrochen wird; man spricht hier von der Sitz-Steh-Dynamik, die von Arbeitsmedizinern generell empfohlen wird. Dasselbe gilt auch für zu langes Sitzen im Auto. Ausreichende Bewegungspausen sind erforderlich, um ein Einschlafen am Steuer zu vermeiden.

☞ Wenn der Schlaf an sich zwar in Ordnung ist, er aber zur falschen Zeit auftritt, spricht man von einer Schlaf-Wach-Rhythmusstörung. So bringen zum Beispiel Langstreckenflüge den normalen Schlaf-Wach-Rhythmus durcheinander (Jet-lag). Auch bei Schichtarbeit kommt es zu Verschiebungen der Schlafphase, die oft eine Behandlung notwendig machen. Dies trifft auch auf weitere Störungen der „inneren Uhr“ zu, so kann es bei Morgen- oder Abendtypen zu deutlicher morgendlicher oder abendlicher Müdigkeit kommen.

☞ Als Parasomnien werden alle Erkrankungen zusammengefasst, bei denen während des Schlafes oder beim Übergang vom Schlafen zum Wachsein eine Störung auftritt. Am bekanntesten ist das Schlafwandeln, das seine Ursache in einem unvollständigen Erwachen hat. Schlafwandler erleben ihr Tun nicht bewusst, Unfallrisiken sind somit zusätzlich gegeben. Andere typische Begleitstörungen des Schlafes sind nächtliches Aufschrecken, Zähneknirschen oder Alpträume.

Therapeutisch ist zunächst einmal der Betroffene selber gefordert. Erstaunlicherweise bringen bereits Informationen über den gesunden und gestörten Schlaf bemerkenswerte Fortschritte. Geeignet hierzu ist eine entsprechende Lektüre (z. B. von Prof. Zulley „So schlafen Sie gut!“). Spezielle Maßnahmen der Schlafhygiene und bestimmte Regeln zur Schlaf-Wach Strukturierung können auch wieder zu einem ruhigeren Nachtschlaf verhelfen. Wichtig sind entspannende Verfahren, wie zum Beispiel Autogenes Training. Nur wenn diese Maßnahmen nicht greifen, können befristete medikamentöse Behandlungen eingesetzt werden. Der Betroffene kann sich entweder über seinen Hausarzt oder direkt an ein Schlafmedizinisches Zentrum wenden[1]. Schlafstörungen müssen von den Betroffenen unbedingt ernst genommen werden!

Die „technischen Experten“ sagen einiges darüber, wie nun das richtige Bett auszusehen hat, aber ganz einig sind sie sich nicht. Die wissenschaftliche Schlafforschung dagegen hat dieses Thema bisher fast völlig vernachlässigt. Sie kann lediglich indirekt aus den Ergebnissen schließen, worauf und wie es sich gut schläft. Erste wissenschaftliche Studien in Schlaflaboren sind zu diesem Thema aber jetzt durchgeführt worden und zeigen eine deutliche Beeinflussung der Schlafqualität durch geeignete Bettwaren (Prof. Zulley).

[1] Eine Übersicht aller deutschen Schlafzentren erhalten Sie im Internet unter www.dags.de oder schreiben Sie an die Deutsche Akademie für Gesundheit und Schlaf,
c/o Prof. Dr. Dr. Jürgen Zulley, Universitätsstraße 84, 93053 Regensburg.

In guten Betten auch nachts immer Haltung bewahren

Nichts ist uns vertrauter als der Schlaf; und doch ist er uns fern. Er ist das unbekannte Drittel unseres Lebens. Wir nehmen den Schlaf als Teil unseres Tagesablaufs zur Kenntnis, ohne uns damit zu beschäftigen. Er wird erst dann für die meisten Menschen interessant, wenn sie „nicht mehr gut schlafen“. Das Glück ist eine Frage des Ausgeschlafenseins (C. Schleich).

Der erholsame Schlaf lässt uns aktiv und leistungsfähig sein. Ein gestörter Schlaf kann Probleme am Tage nach sich ziehen, und unbewältigte Tagesprobleme stören den Schlaf. Deshalb gilt es, für diesen unlösbaren Kreislauf das Verhalten bei Tag und Nacht mit einzubeziehen. Dabei geht es um sinnvolle Verhaltensänderungen am Tage und um Verbesserungen des Umgebungsfeldes (sog. Verhältnisprävention). Auf den Schlaf bezogen gehören hierzu der Schlafraum, Kissen, Zudecken und die Beschaffenheit des Bettes.

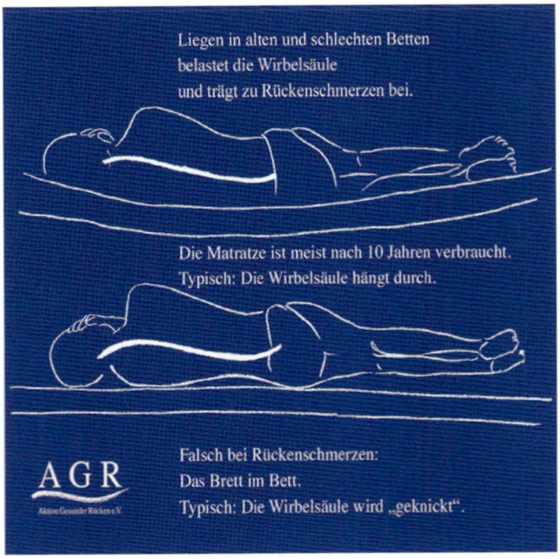

Bei deutlichen und anhaltenden Schlafstörungen, deren Folgen permanente Tagesmüdigkeit ist, ist es unerlässlich, sich unbedingt an einen Arzt oder gleich an einen Schlafmediziner oder ein Schlaflabor zu wenden. Auskunft bekommt man auch von der Deutschen Akademie für Gesundheit und Schlaf, Regensburg.

Wichtige Anforderungen an die Liegequalität:

Die Wirbelsäule soll in den Rücken- und Seitenhaltungen so liegen, wie es ihrer Form im aufrechten Stehen (fast) entspricht. Dabei sind alle Knochen der Wirbelsäule „lotrecht“ übereinander aufgerichtet. Da im Liegen die Kräfteverhältnisse etwas anders sind, kann dies nicht ganz genau, jedoch weitestgehend erreicht werden.

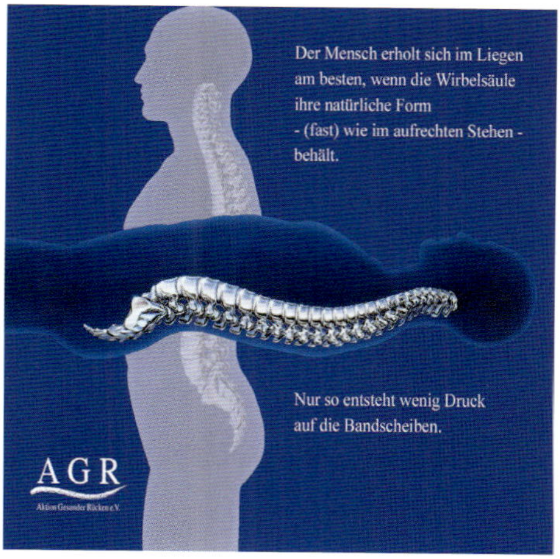

Untersuchungen zeigten, dass die richtige Haltung der Wirbelsäule im Liegen am besten auf einer flexiblen Unterfederung mit einer darauf abgestimmten Matratze, auf einem so genannten „Bettsystem“, erreicht wird. Dabei kommt die Stellung der Wirbelgelenke der Ruhehaltung beim aufrecht stehenden Menschen am nächsten. Wird diese Liegehaltung erreicht, können sich Körper und Geist im Schlaf optimal regenerieren. Das gilt natürlich auch für die Bandscheiben. Je weniger Fehlbelastungen sie im Liegen erfahren, desto besser können sie die benötigte Nährflüssigkeit aufnehmen. Je weniger Fehlbelastung, desto besser auch für unsere Muskulatur, weil nur dann die Muskulatur entspannen kann. Und das gilt bei jeder Liegehaltung, Nacht für Nacht, Sommer wie Winter, ein Leben lang. Daher ist ein gut stützendes Bett in jedem Alter wichtig für die Erholung und speziell für die Vorbeugung gegen Rückenschmerzen.

Das Bett zuhause

Hierfür nun einige grundlegende Anregungen und Ratschläge:

☞ Bewegung ist auch im Schlaf sehr wichtig. Sie unterstützt die Regeneration der Bandscheiben, fördert die Durchblutung der Muskulatur und hilft zugleich zu entschlacken. Ein gesunder Mensch ändert seine Schlafposition ca. 40-60 mal in der Nacht, und das ist auch gut so. Für die Bewegungsfreiheit ist allerdings eine ausreichende Bettgröße erforderlich: Ein Einzelbett sollte mindestens 100 cm breit sein; die Bettlänge sollte mindestens 20 cm mehr betragen als die Körpergröße. Je nach Körpergröße ist eine Betthöhe von 45 bis 55 cm ideal. Sie erleichtert das Aufstehen und Hinlegen (vor allem bei älteren Menschen). Auch das Bettklima wird dadurch positiv beeinflusst (Fußbodenkälte/aufsteigende Warmluft).

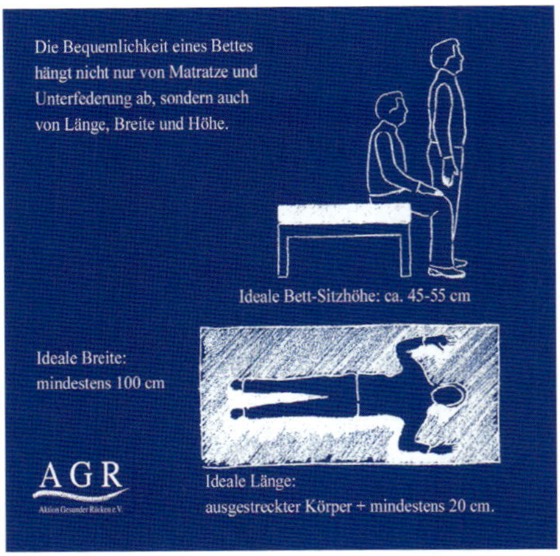
Die Bequemlichkeit eines Bettes hängt nicht nur von Matratze und Unterfederung ab, sondern auch von Länge, Breite und Höhe.
Ideale Bett-Sitzhöhe: ca. 45-55 cm
Ideale Breite: mindestens 100 cm
AGR
Ideale Länge: ausgestreckter Körper + mindestens 20 cm.

☞ Auch ein Bett unterliegt mechanischer Abnutzung und Verschleiß, welcher auch hygienisch bedingt ist. Die empfohlene Nutzungsdauer für eine Bettunterfederung liegt bei durchschnittlich 8 bis 10 Jahren (spätestens dann ist eine regelmäßige Überprüfung der Funktionsfähigkeit unbedingt ratsam); die für eine Matratze bei maximal 8 Jahren oder eher weniger. Ganz wichtig: Matratzenbezüge sollten zur Reinigung oder zum Waschen abnehmbar sein. Auch alters- und/oder krankheitsbedingte körperliche Veränderungen erfordern ein anderes, neues Bett. Dies gilt auch bei dem sinnvollen Wunsch nach einem Mehr an Komfort hinsichtlich der Bettausstattung (z. B. motorische Verstellmöglichkeiten).

☞ Ein Bettsystem sollte es schon sein. Hierunter versteht man ein abgestimmtes Zusammenspiel von Unterfederung (Einlegerahmen u. a.) und Matratze. Diese müssen so aufeinander abgestimmt sein, dass eine höchstmögliche Liegequalität erreicht werden kann, d. h., es soll jeden Benutzer in allen Schlaflagen richtig abstützen und für ein angenehmes Liegegefühl sorgen. So bietet auch die „beste" Matratze keinen ausreichenden Komfort, wenn sie auf einem starren Einlegerahmen liegt. Ebenso verliert ein flexibler Einlegerahmen seine Wirkung, wenn die Matratze Mulden aufweist oder die positiven Stützungseigenschaften nicht an den Rücken überträgt.

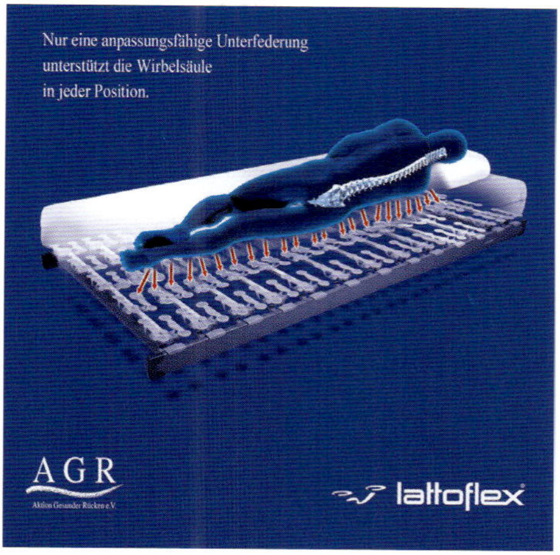

☞ Das Maß für die ergonomisch richtige Lage ist die Wirbelsäule. Liegt sie in allen Schlafhaltungen gemäß ihrer natürlichen, individuellen Form, können sie und die Muskulatur wirksam entspannen. Die natürlichen Bewegungsabläufe/Lageveränderungen des Schläfers bedingen ein Höchstmaß an Flexibilität der Unterfederung.

Eine sensible Unterfederung hat im Schulterbereich eine weichere Zone und lässt die Schulter in Seitenlage etwas tiefer einsinken. Ein Bett mit System lässt sich auch auf Gewicht und Körperform einstellen. So können Einzelzonen individuell angepasst werden, so dass z. B. der Körper im Kreuzbereich nach Bedarf stärker gestützt oder entlastet wird. Ein reines Einsinken oder gar zu tiefes Einsinken (wie z. B. oftmals beim Wasserbett) ist aus Sicht des Rückens daher eher negativ, zumindest ungenügend.

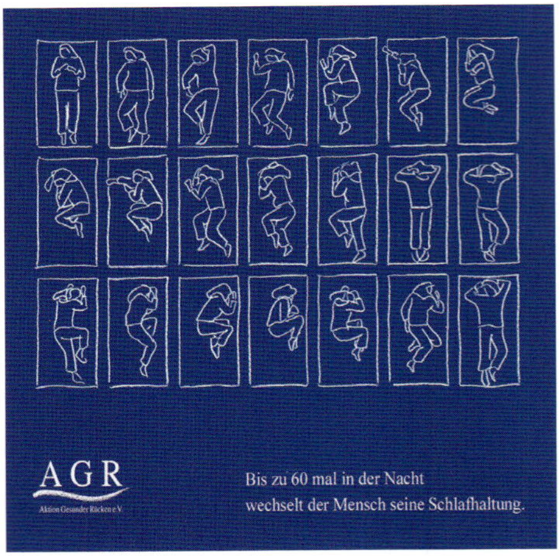
AGR
Aktion Gesunder Rücken e.V.
Bis zu 60 mal in der Nacht
wechselt der Mensch seine Schlafhaltung.

Das gewünschte Anpassungsprofil funktioniert ähnlich wie ein Gipsabdruck, der alle vorgegebenen Formen nachbildet. Alle „Wölbungen und Kurven“, egal ob nach oben oder unten (beim Liegen) müssen Berücksichtigung finden. Das gilt für jeden Rücken, jede Wirbelsäulenform, bis hin zu möglicherweise vorhandenen Fehlbildungen. So wirkt eine höchst flexible Unterfederung mit automatischer Anpassung, plus zusätzliche Einstellmöglichkeiten, ideal für unseren Rücken. Das hilft Probleme zu vermeiden und bereits vorhandene zu lösen oder zumindest zu minimieren.

Bei Matratzen ist in der Regel eine nachträgliche Änderung (Anpassung) im o. g. Sinne nicht möglich. Es gibt aber Matratzen, die eine Schulterzone, eine stützende Lendenzone und eine weichere Zone im Fersenbereich haben.

Weil sich anatomische Gegebenheiten ändern können (z. B. altersbedingtes Hohlkreuz oder die zeitlich begrenzte Schwangerschaft), ist ein, während der gesamten Nutzungsdauer veränderbar bzw. anpassbares System, eine sehr gute Lösung. Das gilt natürlich auch im Besonderen für die ersten Wochen (nach der Eingewöhnung). Denken Sie daran, dass Sie nach längerem Gehen und/oder Stehen jedes angebotene Bett als angenehm empfinden! Deshalb ist ausführliches Probeliegen vor dem Kauf unbedingt zu empfehlen.

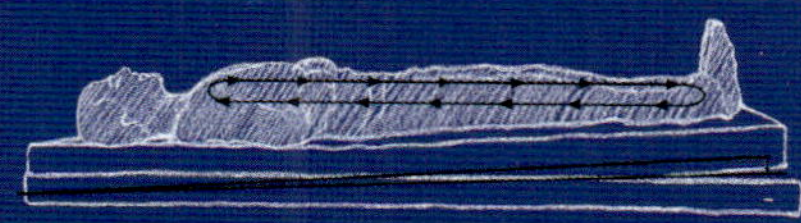

Die Körperschräglagerung entlastet die Beine.
Sie beginnt sanft ansteigend in Schulterhöhe,
und die Fersen liegen nicht höher als das Herz.

AGR

☞ Weitere nützliche Eigenschaften eines Bettes sind Rahmen (Unterfederung) mit Kopfverstellung und Körperschräglagerung. Ein verstellbares (kurzes ca. 30 cm!) Kopfteil optimiert die Anpassung im Schulter-/Armbereich, unterstützt die körpergerechte Lagerung des Kopfes und der Halswirbelsäule und sorgt somit für mehr Liegequalität und -komfort. Es beugt Verspannungen und eventuellen Kopf- und Nackenschmerzen vor. Achten sollte man dabei auch auf die Verwendung eines geeigneten Kopfkissens.

☞ Für die Entlastung der Beine und des Blutkreislaufs ist eine so genannte Körperschräglagerung eine sinnvolle therapeutische Hilfe. Das Hochlegen der Beine ist ein oft gehörter ärztlicher Rat. Dabei ist darauf zu achten, dass die leicht schräge Lagerung des Körpers seitens des Rahmens sanft ansteigend im Schulterbereich beginnt und die Fersen letztendlich nicht höher als das Herz liegen!

☞ Lebst Du oder schläfst Du nur im Bett? Rein zum Schlafen genügen wenige in die Unterfederung eingebaute Funktionen. Eine korrekte Kopfteilverstellung genügt. Bei bestimmten gesundheitlichen Problemen, z. B. in den Beinen oder bei Asthma, eingeschränkter Bewegungsfähigkeit etc. sind Funktionen, von der Körperschräglagerung bis hin zum Sitzbett, unverzichtbare Helfer für den Schläfer. Das gilt auch für kurzzeitige Erkrankungen, wie z. B. einer Grippe, und erleichtert dem Betroffenen vieles ungemein. Wer gerne im Bett liest, frühstückt oder fern sieht, der sollte auf einen motorisch verstellbaren Sitzrahmen keinesfalls verzichten. Gerade älteren Menschen erleichtert ein Sitzrahmen auch das Ein- und Aussteigen in und aus dem Bett (neben der richtigen Bettenhöhe). Ein solcher Komfortrahmen muss eine Kniegelenkverstellung haben, welche, entsprechend der Sitzposition, die Knie passend anwinkelt und ein Abrutschen des Oberkörpers zum Fußende hin verhindert. Höchste Komfortansprüche, unter optimalen ergonomischen Voraussetzungen, sind problemlos erfüllbar. Sobald Müdigkeit einkehrt kann der Sitzrahmen problemlos wieder auf Schlafniveau abgesenkt werden.

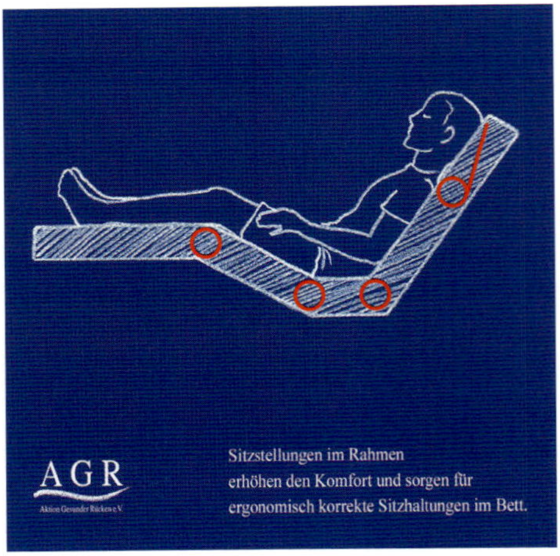

Sitzstellungen im Rahmen erhöhen den Komfort und sorgen für ergonomisch korrekte Sitzhaltungen im Bett.

☞ Bei verstellbaren Rahmen ist eine leichte Bedienung zu ermöglichen. Die Knickgelenke des Rahmes müssen der Anatomie des Nutzers, der Anordnung bzw. der „Winkelkette“ seiner Gelenke entsprechen. Andernfalls wird der Körper „verbogen“, was zu Problemen und Schmerzen führt.

- ☞ Bezüge sollten je nach Wunsch und Bedarf fester, weicher, wärmer, kühler, naturrein, synthetisch oder in sinnvollem Mischgewebe angeboten werden. Allergikern werden synthetische Bezüge empfohlen. Mischgewebe sind zu empfehlen, wenn sie sich in ihren Eigenschaften seitens der verwendeten Materialien gut ergänzen. Unterschiedliche Bezüge bieten, bei objektiv gleicher Körperlagerung, ein subjektiv unterschiedliches Liegegefühl. Wichtig ist aus hygienischen Gründen ein sauberer Matratzenbezug; deshalb sollte er (leicht) abnehmbar und zum Waschen oder Reinigen geeignet sein (dies gilt auch für die Zudecke und das Kopfkissen). Matratzen sollten ab und zu gewendet werden. Achten Sie deshalb auf das Gewicht der Matratze, denn eine rückenfreundliche Handhabung hängt auch davon ab. Beim Matratzenkauf sollte zudem das subjektive Empfinden, das „sich Wohlfühlen“ unbedingt berücksichtigt werden. Eine fachgerechte Beratung z. B. in einem AGR geschulten und zertifizierten Fachgeschäft (siehe Seite 218 ff.) erleichtert Ihnen die richtige Wahl.

- ☞ Kaum ein Schlafzimmer ist frei von Strom, Lampen, Telefon, Elektrowecker usw., wodurch elektromagnetische Felder entstehen. Ob diese Felder den Schlaf stören, ist wissenschaftlich umstritten und es fehlt an objektiv sicheren Nachweisen. Aber muss jedes Gerät betriebsbereit sein? So gibt es, z. B. für moderne, elektrisch verstellbare Rahmen (Komfortrahmen), eine Netzfreischaltung. Hier fließt nur dann Strom, wenn der Motor genutzt wird. Darüber hinaus gibt es auch eine Raumfreischaltung. Eine solche schaltet zuverlässig alle stromführenden Leitungen im Zimmer bei Nichtgebrauch automatisch ab.

- ☞ Ein angenehmes Bettklima verbessert die Schlafqualität. Es wird allerdings von vielen Faktoren beeinflusst: Raumtemperatur und Luftfeuchtigkeit, Be- und Entlüftung von Rahmen und Matratze, Bettausstattung und von dem Schläfer selbst, durch Körpertemperatur und Transpiration. Ein Bettsystem muss feuchtigkeitsregulierend sein sowie eine Luftzirkulation erlauben (deshalb niemals eine geschlossene Bettkonstruktion verwenden, welche dies verhindert). Für das

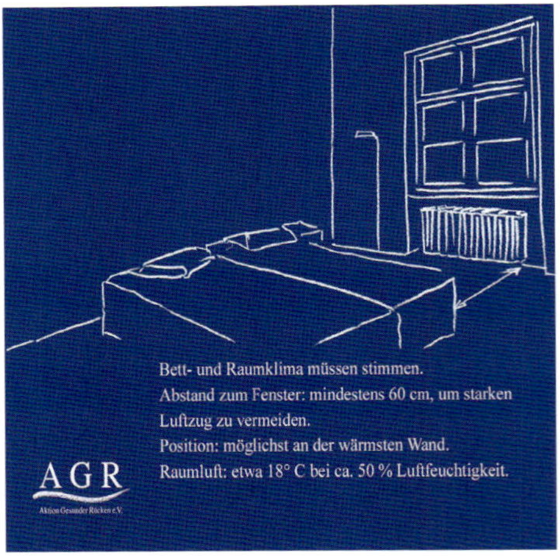
Bett- und Raumklima müssen stimmen.
Abstand zum Fenster: mindestens 60 cm, um starken Luftzug zu vermeiden.
Position: möglichst an der wärmsten Wand.
Raumluft: etwa 18° C bei ca. 50 % Luftfeuchtigkeit.
AGR
Aktion Gesunder Rücken e.V.

Schlafraumklima wird eine Temperatur von ca. 18° C und eine relativen Luftfeuchtigkeit von 50 % empfohlen (dabei ist auf das Zusammenspiel von Temperatur und Luftfeuchtigkeit zu achten). Diese Bedingungen entsprechen den Anforderungen der Schlaferholung.

☞ Betten brauchen Luft, sie müssen atmen können. Das ist eine wichtige Voraussetzung für ein gutes Bettklima und damit für einen gesunden Schlaf. Dabei spielen Material und Konstruktion (Schnitt) der Matratze eine wichtige Rolle, ebenso wie das Zusammenspiel von Matratze und Unterfederung (Bettsystem). Das ist z. B. der Fall, wenn der Rahmen in unbelastetem Zustand die Matratze sogar leicht anhebt. So genannte „Tubes", also Röhren im Kern der Matratze, sind ebenfalls eine sinnvoller Beitrag für ein gesundes Bettklima. Das sind vertikale „Luftkanäle", welche die Feuchtigkeit schnell und sicher ableiten, was wichtig ist, für ein gesundes Bettklima. Natürlich muss der Unterbau immer den positiven Klimaeigenschaften einer Matratze entsprechen. Ein geschlossener Bettkasten oder das „Versiegeln" des Bettes mit einer Tagesdecke verhindern, dass das Bett atmen kann.

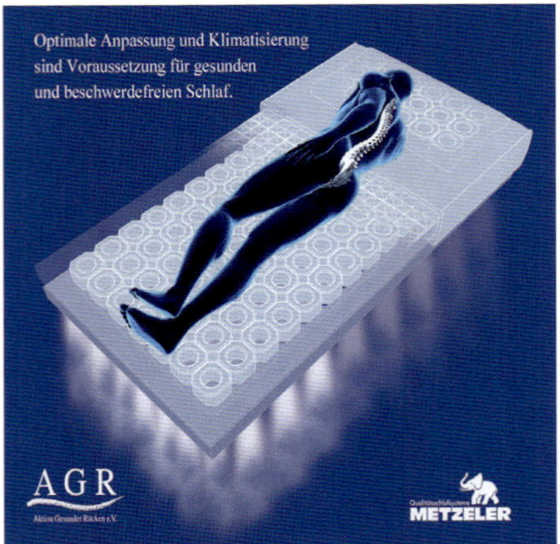

Wärme- oder Kälteempfindlichkeit können durch die Wahl der Materialien bei der Bettausstattung (u. a. Bettdecken, Nachtwäsche) gesteuert werden. Die Temperatur im Bett, d. h., die vom Schläfer empfundene Temperatur, sollte je nach Jahreszeit zwischen 28° C und 32° C betragen.

Trotz der o. a. Empfehlungen spielt das subjektive Wärme- bzw. Kälteempfinden eine Rolle. Es gibt so genannte Warm- bzw. Kaltschläfertypen; dies liegt am unterschiedlichen Wärmeempfinden von Frauen und Männern. Hier hilft letztendlich nur eine jeweils geeignete Bettausstattung (Matratzenbezug, Zudecke, Nachtwäsche) um sich bei einer empfohlenen Raumtemperatur wohl zu fühlen.

Wie bei einem Puzzle, setzen sich also die Anforderungen an gesundes Liegen und Schlafen aus vielen einzelnen Punkten zusammen.

Noch einige Anmerkungen und Extra-Tipps:

☞ Matratzenauflagen dienen der Betthygiene und tragen zu einem angenehm trockenen Bettklima bei. Anders als ein kompletter Matratzenbezug können sie unkompliziert auf- und abgenommen und „eben mal“ preiswert mitgewaschen werden. Leider sind diese jedoch oftmals eher starr und unelastisch und wirken sich so negativ auf die Liegeeigenschaften aus. Dass es auch anders geht, zeigt das Beispiel der elastischen

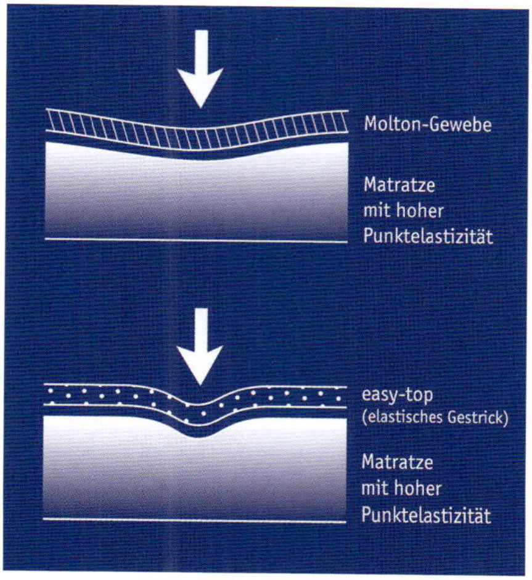

Matratzenauflage easy-top[1]. Dieser Matratzen-Spannbezug ist aus einem speziellen Stretch-Molton gefertigt und wird flexibel über die Seiten der Matratze gezogen und befestigt. Die Matratze behält damit ihre Punktelastizität. Das bestätigt auch eine Untersuchung des Ergonomie-Instituts München (EIM).

☞ Achten Sie beim Probeliegen auf „leichte" Kleidung, d. h., nicht auftragende und/oder beengende.

☞ Nehmen Sie beim Probeliegen verschiedene Liegepositionen ein (Seiten- und Rückenlage).

☞ Probeliegen nur mit Kopfkissen bzw. Nackenstützkissen.

☞ Betten und Schuhe probiert man an!

☞ Achten Sie darauf, dass das Bettsystem objektiv und von unabhängiger Seite geprüft und entsprechend ausgezeichnet ist, wie z. B. mit dem Gütesiegel der Aktion Gesunder Rücken (AGR) e. V. Dies gibt Ihnen die notwendige Sicherheit bei der Auswahl eines „rückengerechten" Produktes.

☞ Fast so lange wie ein Arbeitstag dauert für einen gesunden Menschen die tägliche Nutzung des Bettes. Deshalb sollte uns guter Schlaf sehr viel wert sein und das beste Bett gerade gut genug.

---

[1] Den Matratzen-Spannbezug easy-top aus dem BedCare Matratzenschutzprogramm von BNP Brinkmann gibt es im Betten- und Möbelfachhandel. Informationen: Tel. 05459/93 36 30 oder www.bnp-brinkmann.de

Das Bett zuhause in der Zusammenfassung:

Mindestanforderungen:
- richtiges Bettmaß
- individuelle Anpassung des Bettsystems an Gewicht und Körperform
- Druckentlastung (insbesondere im Bereich von Schulter, Hüfte und Ferse)
- Unterstützung der natürlichen, nächtlichen Bewegungsabläufe
- optimales Bettklima (Matratzenkonstruktion und Bezug, Zusammenspiel von Rahmen und Matratze (System)/Zudecken/Bettgestell, Raumtemperatur, Luftfeuchtigkeit etc.)
- Anpassung an das subjektive Liege- und Komfortempfinden (Matratze)
- unterschiedliche Matratzenbezüge (Speziallösungen für Allergiker, Rheumatiker und temperaturempfindliche Schläfer)
- waschbare oder reinigungsfähige Matratzenbezüge

Ebenfalls sinnvoll:
- Komforthöhe des Bettgestells
- Kopfverstellung
- Körperschräglagerung
- Komfortverstellungen (motorisch)

Baby- und Kinderbetten (Jugendliche)

Guter Schlaf ist für uns alle wichtig und wertvolle Basis für gute Gesundheit. Im Prinzip gelten hier die gleichen Regeln, wie für das Bett des Erwachsenen. Für Jugendliche gelten sie unverändert, wie zuvor beschrieben, ebenfalls für Kinder, die aus dem Kinderbett „herausgewachsen“ sind. Lediglich bei Kleinkindern und Babys gibt es ein paar Punkte, die gesondert zu beachten sind. Beide sollten vor zuviel Wärme geschützt werden, die nicht nur die Schlafqualität negativ beeinflusst, sondern u. a. sogar für den frühen Kindstod mitverantwortlich gemacht wird. Natürlich darf es auch nicht zu kalt sein, das Baby/Kind darf logischerweise auch nicht frieren. Neben der Raumtemperatur und dem Raumklima muss die Bettdecke Beachtung finden. In erster Linie beeinflusst die Zudecke das Bettklima. Auch eine atmungsaktive und luftdurchlässige Unterlage/Matratze sollte daher gewählt werden. Diese fördert den Abtransport überschüssiger Wärme, vor allem aber sorgt sie für ein gesundes und trockenes Bettklima.

Die Unterlage/Matratze soll außerdem relativ weich sein. Vergessen Sie grundsätzlich die alte Mähr, „hart Schlafen/Liegen ist gesund“! Eine etwas weichere Unterlage passt sich dem kleinen Körper gut an, so können Gesäß, Schulter und Hüfte leicht „einsinken“, was gute Körperlagerung unterstützt und gleichzeitig vor unangenehmer oder gar schlimmer Druckbelastung schützt.

Das Kinderbett an sich hat auch einige Tücken, auf die es zu achten gilt. Eine Lochplatte im Boden des Bettes ist dem klassischen festen Lattenrost gegenüber zu bevorzugen, da sie mehr Stabilität gewährleistet, wenn das Kind anfängt, im Bett herumzuturnen oder zu springen. Eine einzelne Holzleiste bricht da schon eher/leichter durch.

Die Gitterstäbe des Bettes müssen recht eng zusammen stehen, so dass das Kind nicht mit dem Kopf hindurch passt, was durchaus schon beim

Spielen im Bett passiert ist. Sie dürfen allerdings auch nicht zu eng stehen, um jegliche Einklemmgefahr zu vermeiden.

Unbedingt ist bei dem gesamten Thema Kinderbett auf ökologisch unbedenkliche Materialien und Farben zu achten. Schützen sie Ihr Baby/Kind vor möglichen Allergien und sonstigen gesundheitlichen Gefahren, die von schadstoffbelasteten Materialien ausgehen. Wir alle sind schon mehr als genügend Umweltgiften ausgesetzt, vor denen wir uns gar nicht oder kaum noch schützen können. Ganz besonders Babys und Kleinkinder sind hier extrem empfindlich, viel empfindlicher als ein gesunder, erwachsener Mensch!

Individuell anpassbare Bewegungsbetten für Kinder mit Handicap

Was für Erwachsene, Jugendliche, Kinder und Kleinkinder gilt, gilt erst recht für den Behindertenbereich. Ein gesunder Schlaf ist für viele Eltern von behinderten Kindern eher Wunsch, denn Realität. Sie werden oft mehrmals pro Nacht von ihren Kindern aus dem Schlaf gerissen. Bis zu 70 % der Kinder mit Handicap leiden unter Einschlaf- und vor allem Durchschlafproblemen und damit deutlich öfter als gesunde Kinder. Resultierend aus der Behinderung kommt es in der Regel zu häufigen Wachphasen.

Die Folgen sind sowohl für die Kinder als auch für die gesamte Familie extrem belastend. Bei chronisch kranken und behinderten Kindern muss die nächtliche Lagerung möglichst perfekt sein. Zudem muss das Kind jederzeit ein Gefühl der Geborgenheit haben und zugleich sollen seine Sinne (Wahrnehmungsförderung) angesprochen und angeregt werden. Die Kinder müssen ihren Körper spüren. Ist diese Rückkopplung vorhanden, verbessert sich in der Regel der Schlaf und Muskelanspannungen werden reduziert. So genannte Bewegungsbetten können für mehr Körpergefühl der Kinder sorgen. Außerdem sollte ein gutes Bett durchaus auch schmerztherapeutische Funktion haben.

Vergleicht man nun die Anforderungen an „normale" Bettsysteme mit denen für Bettsysteme die speziell für Kinder mit Schlafstörungen entwickelt wurden, so sind viele Parallelen erkennbar.

Hier noch einmal die Anforderungen in der Zusammenfassung:

☞ Auch das Kinderbett muss individuell anpassbar sein. Es muss auf das Körpergewicht und auf die -kontur einstellbar sein.

☞ Das Bett muss die Körperwahrnehmung fördern. Ein gutes Beispiel hierfür ist das Prinzip der Microstimulation. Eine Vielzahl von Flügelfedern sorgt dafür, dass jede Bewegung des Kindes, sogar die Atembewegungen, vom Bett aufgenommen und direkt zurückgegeben werden. Über diese Rückkopplung wird das Körpergefühl gestärkt. Das Kind fühlt sich geborgen.

☞ Die Matratze muss eine optimale Übertragung der Microstimulation gewährleisten, damit sich die Wirkung der Flügelfederung voll entfalten kann.

☞ Das Bett muss eine Druckentlastung individueller Problemzonen ermöglichen, die ansonsten zu Schmerzen führen und das Kind am durchgehenden Schlaf hindern.

☞ Eine gleichmäßige Temperaturverteilung auf der Matratzenoberfläche und ein guter Feuchtigkeitstransport sind die Grundlage für ein angenehmes, trockenes und warmes Bettklima. Ermöglicht wird dies z. B. mit durchlässigen Materialien und speziellen Matratzenschnitten.

☞ Das Bett muss den Körperstoffwechsel unterstützen (z. B. Atmung, Durchblutung, Bandscheibenernährung).

Kopfkissen/Nackenstützkissen

Das Kopfkissen ist ein wichtiger Bestandteil der Bettausstattung. Allerdings entsprechen viele Kopfkissen nicht dem Stand der wissenschaftlichen Erkenntnisse. Das Problem ist, dass jeder Mensch seine individuelle Kopf- und Nackenform, unterschiedliche Schulterbreite und ganz persönliche Schlafgewohnheiten hat. Außerdem hat auch das verwendete Bettsystem Einfluss auf die Schlaflagerung des Kopfes, der Halswirbelsäule und der Schulterpartie. Daher kann in der Regel ein einziger Kissentyp nicht allen Anforderungen gerecht werden. Benötigt wird das auf Schläfer und Bett (aufgrund unterschiedlicher Einsinktiefe der Schulter in Seitenlage) passend abgestimmte bzw. ein variables Kopfkissen, das jeder Benutzer nach seinen eigenen Bedürfnissen benutzen kann.

Achten Sie bei der Produktauswahl auf folgende Punkte:

- ☞ Da das Kissen die Halswirbelsäule abstützen soll, sollten seine Maße ca. 40 x 80 cm betragen. Es sollen nur Kopf und Nacken darauf liegen, die Schulter muss vor dem Kissen bleiben.
- ☞ In Seitenlage darf der Kopf weder nach unten absinken (dann ist das Kissen zu flach) oder nach oben angehoben werden (dann ist das Kissen zu dick).
- ☞ Entweder findet sich das, für die persönlichen Bedürfnisse, exakt passende Kissen, oder aber das Kissen sollte so gearbeitet sein, dass die Möglichkeit besteht, die Kissenform in Form und Funktion individuell den Proportionen des Benutzers anzupassen, z. B. durch unterschiedliche Füllmengen und Kammern, welche unterschiedliche Einsinktiefe und Formgebung zulassen.
- ☞ Achten Sie aus hygienischen Gründen auf eine leichte Pflegemöglichkeit des Kissens. Es sollte möglichst waschbar sein. Ein Kissen

unterliegt aufgrund seiner Beanspruchung starker Abnutzung und sollte deswegen beizeiten erneuert werden. Zu prall gefüllte Kissen bieten keine angemessene Stütze für Kopf und Nacken.

☞ Neben der objektiv korrekten Lagerung der Halswirbelsäule muss das Kissen auch den subjektiven Empfindungen des Benutzers gerecht werden. Er muss es als angenehm empfinden. Also empfiehlt sich ausführliches Ausprobieren. Wir haben sehr viele kleine Nerven in unserem Gesicht, was zu einer hohen Sensibilität gegenüber dem Kissen führt. Ein- und dasselbe Kissen wird häufig extrem unterschiedlich empfunden. Also unbedingt intensiv das Zusammenspiel der objektiv geforderten Kriterien und dem subjektiv empfundenen Liegekomfort testen!

☞ Achten Sie darauf, ob das Kopfkissen objektiv und von unabhängiger Seite geprüft und entsprechend ausgezeichnet ist, wie z. B. mit dem Gütesiegel der Aktion Gesunder Rücken (AGR) e. V. Dies gibt Ihnen die notwendige Sicherheit bei der Auswahl eines „rückengerechten" Produktes.

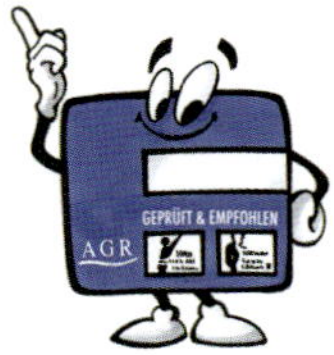

Beim Aufstehen und Hinsetzen die Wirbelsäule so wenig wie möglich belasten

Schon beim Aufstehen am Morgen kann es zu Fehlbelastungen kommen. Man kann sie durch richtige Bewegungsabläufe jedoch vermeiden. Der Körper soll sich behutsam an Belastungen gewöhnen.

So steht man morgens richtig auf:

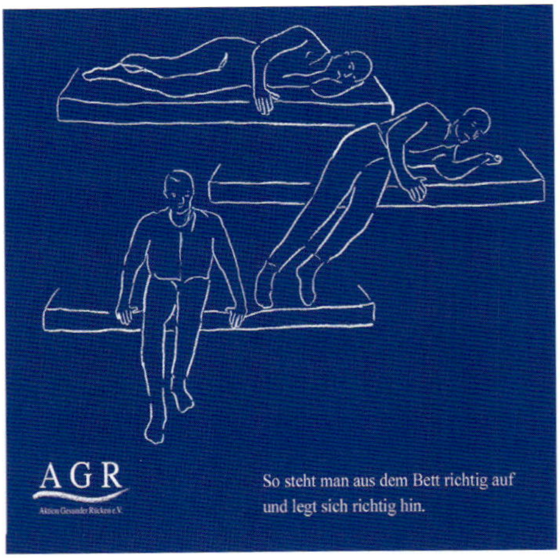
AGR
Aktion Gesunder Rücken e.V.
So steht man aus dem Bett richtig auf
und legt sich richtig hin.

Man rutscht zur Bettkante hin, richtet sich mit den Armen auf und hält dabei die Wirbelsäule gerade. Die angewinkelten Beine bewegt man aus dem Bett und richtet, mit dem Gesäß als Drehpunkt, den Oberkörper bis zur normalen Sitzhaltung auf. Dann kann man, wie wir es beim Sitzen gelernt haben, bequem aufstehen. Die Hände können dabei auf dem Oberschenkel abgestützt den Bewegungsablauf erleichtern. Für einige Zeit soll man heftige Bewegungen, z. B. Biegungen, Drehungen oder schweres Heben, vermeiden. Beim Hinlegen geht man im Bewegungsablauf umgekehrt vor. Die Beine werden ins Bett gehoben, wobei wieder das Gesäß als Dreh- und die Arme als Stützpunkt dienen. Dann wird der Oberkörper gesenkt. Wem durch Rückenschmerzen oder andere Krankheiten die eigene Kraft zum Aufrichten oder Hinlegen fehlt, der kann sich durch eine stufenlose Sitzverstellung die Bewegungsabläufe erleichtern.

Pflegebetten – Gesundheitsgefährdung durch Immobilität

Neben vielen negativen gesundheitlichen Folgen stellt die Immobilität beim Liegen einen der wichtigsten Risikofaktoren für die Entstehung schmerzhafter Druckgeschwüre dar. Schätzungsweise 1,2 Millionen Pflegepatienten sind an einem Dekubitus erkrankt. Nicht nur, dass die Patienten und Angehörigen stark darunter leiden, auch die Kosten zur Behandlung und Heilung sind enorm hoch.

Bisher wurden solche Patienten z. B. auf speziellen „Luftmatratzen" gelagert. Durch Veränderung des Luftdruckes (motorisch gesteuert) in den unterschiedlichen Kammern konnten leichte Lageveränderungen erreicht und die Problematik etwas reduziert werden.

Seit einiger Zeit gibt es modernere Technik auf dem Markt, mit deutlich besserem Wirkungsgrad und höchstem Nutzwert. Das bedeutet für den Patienten eine erhebliche Erleichterung und Verbesserung seiner persönlichen Situation, was natürlich auch den Angehörigen hilft.

„Bewegungsbetten" heißt das Stichwort. Sie sorgen bei solchen Problemfällen für minimale Bewegungen des Liegenden und entlasten damit die geschädigten Hautpartien. Das Grundkonzept ist geradezu einfach wie genial: Das Bewegungsbett verwandelt feinste Regungen des Patienten – sogar seine Atembewegungen – automatisch in mikrofeine Gegenbewegungen. Der Patient wird zu weiteren Eigenbewegungen angeregt.

Anders als bisher eingesetzten Systeme fördert das Bewegungsbett die Eigenbewegung des Patienten und unterstützt einen zügigen Gesundungsprozess: Kernprinzip ist das bewährte Prinzip der MiS Micro-Stimulation, ein dynamischer, pflegerischer Ansatz zur Bewegungsförderung.

Die zwei Komponenten des Bewegungsbettes, die Federung in Kombination mit der Matratze sorgen dafür, dass der Patient ergonomisch korrekt, weich und bewegt zugleich liegt. Die Restmobilität wird nicht eingeschränkt, sondern positiv stimuliert und gefördert. Eine druckreduzierende und scherkraftminimierende Wirkung wird erzielt.

Folgende Anforderungen sind an Bewegungsbetten zu stellen:

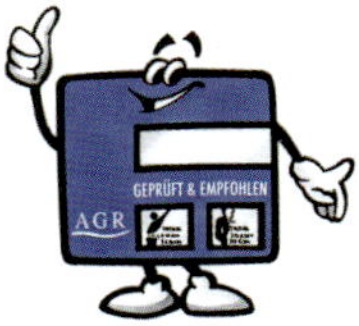

- ☞ Individuelle Anpassung an die unterschiedlichen Körperkonturen und Bedürfnisse, insbesondere die Entlastung der geschädigten oder gefährdeten Dekubitusbereiche, müssen individuell einstellbar sein.
- ☞ Gewicht und Größe müssen bei der Anpassung Berücksichtigung finden und eine einstellbare Druckentlastung im Schulterbereich muss vorhanden sein.
- ☞ Die Unterstützung bzw. Förderung der Eigenbewegung und der eigenen Bewegungsabläufe muss gegeben sein, gleichzeitig soll der Körperstoffwechsel unterstützt und angeregt werden.
- ☞ Die Matratze darf die Wirkung der Micro-Stimulation nicht einschränken.
- ☞ Die Feuchtigkeit muss schnell abtransportiert werden und die Belüftung der Haut gefördert werden, um die Dekubitusversorgung zu unterstützen.
- ☞ Achten Sie unbedingt auf qualifizierte und kompetente Beratung, zum besonderen Wohle des Patienten.

Bewegungsbetten in der Zusammenfassung:

Mindestanforderungen:
- individuelle Anpassung
- Unterstützung von Bewegung
- Unterstützung des Körperstoffwechsels
- verschiedene Maße möglich
- Druckentlastung an prominenten Körperzonen
- Matratze überträgt Wirkung der Unterfederung ohne Verluste
- Befriedigung der subjektiven Liegebedürfnisse (Wohlfühlen/ Matratzenauswahl)
- gleichmäßige Temperaturverteilung auf der Oberfläche
- optimaler Feuchtigkeitstransport
- günstige Klimaeigenschaften
- Speziallösungen für inkontinente Patienten
- leichte Handhabung und Reinigung

Ebenfalls sinnvoll (in Abhängigkeit vom Pflegebett):
- Kopfverstellung
- Körperschräglagerung
- Ergonomische Verstellfunktionen (Stufenbett, Sitzen im Bett)
- Aufstehhilfe

Übrigens: Auch Demenzkranke profitieren von dem Bewegungsbett. Ca. 70 % der Demenzkranken leiden unter massiven Schlafstörungen. Unruhige und schlaflose Nächte mit einem sehr hohen Pflege- und Betreuungsaufwand sind die problematische Folge. Diese Schlafstörungen entstehen, weil die betroffenen Menschen Ihren Körper einfach nicht mehr spüren. Bewegungsbetten sorgen für eine sanfte Bewegung, die die Wahrnehmung des Demenzkranken stimuliert, Ängste abbaut und damit einen erholsamen Schlaf fördert. Ergebnis: eine direkte Entlastung für das Pflegepersonal und Angehörige. Ganz ohne Nebenwirkungen. Auf gefährliche Medikamente kann oft verzichtet werden.

Lkw-Liegesysteme

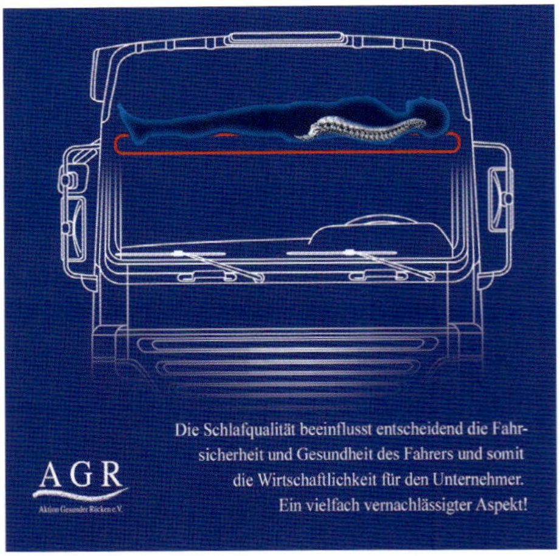

Seit einiger Zeit hat sich auch die Nutzfahrzeugindustrie vereinzelnd um rückengerechtes Schlafen im Lkw bemüht. Das bisherige klassische Lkw-Liegesystem („schmales gepolstertes Liegesystem Brett“) wurde den an Liege- und Schlafqualität zu stellenden Anforderungen keineswegs gerecht. Das geht zu Lasten des Rückens, der Schlafqualität, der Gesundheit des Fahrers und nicht zuletzt auch zu Lasten der Verkehrssicherheit (vergleiche Thema Schlafstörungen als Volkskrankheit). Berufskraftfahrer leiden überdurchschnittlich häufig an Rückenproblemen und als Folge ergibt sich überdurchschnittlich häufige Frühverrentung. Zudem sind viele Unfälle auf Übermüdung des Fahrers zurückzuführen. Der so genannte „Sekundenschlaf“ ist sowohl bei Lkw- aber auch bei Pkw-Fahrern nicht selten für schwerste Unfälle verantwortlich.

Gesundes Liegen und Schlafen im Lkw fördert die Gesundheit des Fahrers und reduziert das Unfallrisiko. Das nutzt nicht nur dem Fahrer, sondern auch seinem Arbeitgeber. Deshalb sollte dieses Thema unbedingt bei der Neuanschaffung eines Lkw entsprechende Beachtung finden. Im vorhandenen Fuhrpark lohnt es sich, auch aus wirtschaftlicher Sicht (z. B. deutliche Reduktion des Krankenstandes) über Nach- bzw. Umrüstmöglichkeiten nachzudenken!

Die Schlafmöglichkeiten für Berufskraftfahrer (Lkw) müssen so verbessert werden, dass sie möglichst eng an die für ein „häusliches Bettsystem" geforderten Grundsatzkriterien herankommen.

Aufgrund der stark begrenzten Platz- und Raumverhältnisse in einer Lkw-Kabine sowie den relevanten Sicherheitsaspekten sind die technischen Umsetzungsmöglichkeiten für ein optimales Liegesystem, das sich individuell dem Körper anpassen lässt, naturgemäß eingeschränkt. Dennoch gibt es hier gute Lösungen, die Schlaf- und Liegequalität für den Fahrer zu verbessern. Die Lkw-Produzenten schenken diesem wichtigen Thema leider, nach wie vor, überwiegend viel zu geringe Aufmerksamkeit.

Hierzu nun einige Anregungen und Ratschläge:

☞ Die Körperkontur des Nutzers muss individuell, also in jeder Schlafposition, unterstützt werden. Das Bett muss sich der Körperkontur, der individuell geformten Wirbelsäule des Nutzers anpassen und die natürlichen nächtlichen Bewegungsabläufe (Lageveränderungen) unterstützen, feuchtigkeitsregulierend sein sowie Luftzirkulation erlauben bzw. sogar fördern. Voraussetzung für ein gesundes Bettklima sind auch hier Bettkonstruktion, Raumklima und nicht zuletzt, die verwendete Zudecke.

☞ Entscheidend sind eine möglichst optimale Belüftung und eine möglichst gute automatische Anpassung an die individuelle Anatomie des Schläfers. Kein „verbogener Rücken", kein subjektiv „störendes Liegeempfinden" sollten sich negativ bemerkbar machen.

☞ Das Lkw-Liegesystem muss, genauso, wie das Bett zu Hause, alle Anforderungen hinsichtlich „Anpassung" an den Nutzer" und „Raum- bzw. Bettklima" möglichst optimal erfüllen (wie auf Seiten 158 ff. beschrieben).

☞ Die Matratze sollte ein geringes Gewicht haben, um die Handhabung zu erleichtern. Auf die Waschbarkeit des Matratzenbezugs ist zu achten.

☞ Bettmaße von mindestens 200 x 80 cm sorgen dafür, dass die natürlichen Bewegungsabläufe im Schlaf nicht beeinträchtigt werden.

Das Lkw-Liegesystem in der Zusammenfassung:

Mindestanforderungen:

- individuelle Anpassung des Bettsystems an Gewicht und Körperform
- Druckentlastung
- Unterstützung der natürlichen, nächtlichen Bewegungsabläufe (u. a. Mindestbreite 80 cm, Mindestlänge 200 cm)
- ganzflächige, gleichmäßige Einfederung für den ganzen Körper
- optimale Übertragung der Wirkung der Unterfederung
- günstige Klimaeigenschaften
- waschbarer Bezug
- leichte Handhabung
- Druckentlastung der Oberschenkel im Sitzen
- schwer entflammbar

Polstermöbel mit Gästebettfunktion

Die so genannte Schlafcouch dient oft als Ersatz für ein normales Bett (Ferienwohnung, Gästezimmer u. a.) und sollte deswegen in Hinsicht auf Liege- und Schlafqualität nicht wie bisher „stiefmütterlich" behandelt werden. Traditionell werden Sitzmöbel und Polstergarnituren eher nach äußerlichen Gesichtspunkten und nicht nach optimalen ergonomischen Kriterien konzipiert.

Die gewünschte Liegequalität bei Betten, insbesondere bei Gästebetten, ist oft nicht gegeben. Inzwischen gibt es aber, entgegen aller bisherigen Kritik, hervorragende Lösungen (sog. Polstersitzbetten), die sogar beides in sich vereinen: ergonomisch optimales Sitzen und Liegen. Ein sinnvolles Vielzweckmöbel, das für jeden Haushalt eine Bereicherung darstellt und den Bedürfnissen unseres Rückens in allen Bereichen gerecht wird.

Hierauf sollten Sie achten:

☞ Das Polstersitzbett sollte die auf der Seite 99 ff. beschriebenen Eigenschaften aufweisen, um rückengerechtes Sitzen zu ermöglichen.

Für das Polstersitzbett als Bett gelten folgende Kriterien:

☞ Das Liegesystem muss individuell an den Schläfer anpassbar sein. Körperkontour und Gewicht müssen berücksichtigt werden. Eine Druckentlastung im Bereich von Schulter, Hüfte und Ferse ist wichtig. Die Wirbelsäule muss in ihrer natürlichen individuellen Form gestützt und dadurch entlastet werden.

☞ Die Liegefläche soll eine Mindestbreite von 80 cm und eine Mindestlänge von 190 cm aufweisen. Der Schläfer muss ausreichend Bewegungsfreiheit haben.

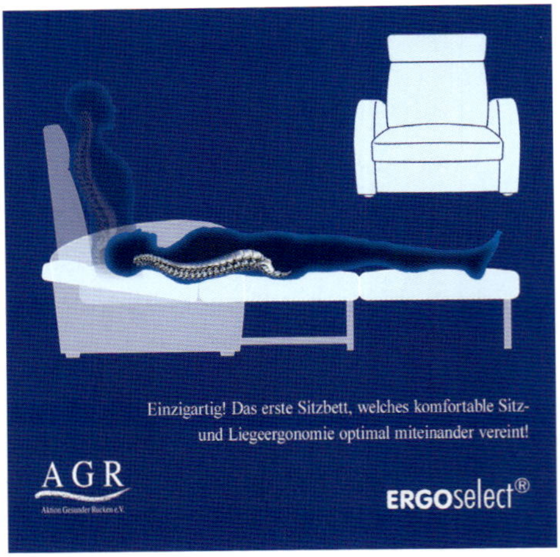

☞ Die Polsterung (Matratze) sollte sich durch eine gleichmäßige Einfederung für den ganzen Körper, eine optimale Übertragung der Federungseigenschaften auf den Schläfer und günstige Klimaeigenschaften auszeichnen.

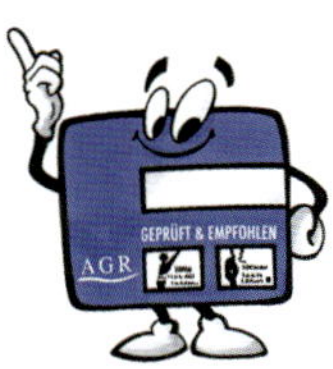

☞ Achten Sie darauf, ob das Polstermöbel objektiv und von unabhängiger Seite geprüft und entsprechend ausgezeichnet ist , wie z. B. mit dem Gütesiegel der Aktion Gesunder Rücken (AGR) e. V. Dies gibt Ihnen die notwendige Sicherheit bei der Auswahl eines „rückengerechten“ Produktes.

Polstersitzbetten in der Zusammenfassung:

Mindestanforderungen (als Liegemöbel):

- individuelle Anpassung an Körperkontur und Gewicht
- Liegefläche Mindestbreite 80 cm, Mindestlänge 190 cm
- gleichmäßige Einfederung des gesamten Körpers
- optimale Anpassung und Stützwirkung
- günstige Klimaeigenschaften

Hotelbetten

Viele Reisende und Urlauber kennen das Problem: Die Nacht in einem fremden Hotelbett. Selten wird hier eine rückenfreundliche Ausstattung geboten. Für den Hotelier sind meist Ambiente, Design, Zweckmäßigkeit und vor allem der Preis bei der Bettenauswahl entscheidend. Dies ist eigentlich unverständlich, denn für den Gast steht das Bett für erholsamen Schlaf und Regeneration. Deshalb muss das Hotelbett eine wesentlich qualitative Verbesserung, entsprechend den heutigen Anforderungen an modernster Bettentechnik, erfahren. Eine weltweite Studie belegt, dass erholsamer Schlaf extrem wichtig ist. 68 % der deutschen Befragten versichern, sie würden Umwege in Kauf nehmen und sogar mehr für ihr Hotelzimmer bezahlen, wenn sie den Komfort eines wirklich guten Bettes genießen dürfen.

Für Unterfederung und Matratze gelten im Wesentlichen die bereits beim Thema Bett aufgestellten Kriterien (Seite 158 ff.). Abstriche sind allerdings bei der individuellen Matratzenauswahl erforderlich, denn ein Hotelbett wird nun mal von ständig wechselnden Besuchern genutzt.

Weitere empfehlenswerte Punkte für ein Hotelbett sind:

- ☞ Ökologisch unbedenkliche Materialien.
- ☞ Die Bereitstellung verschiedener Kopfkissen zur individuellen Lagerung.
- ☞ Eine Mindestbetthöhe von ca. 45 cm (leichteres Ein- und Aussteigen).
- ☞ Ein geringes Gesamtgewicht des Hotelbettes wegen Mobilität und Reinigung (rückenfreundlich für Personal).

Der zahlende Gast, insbesondere der Geschäftsreisende, der häufig in Hotels übernachten muss, hat Anspruch, nicht nur auf Ambiente und Komfort, sondern er sollte auch seiner Gesundheit zuliebe Ansprüche an eine rückengerechte Zimmerausstattung stellen.

Abschließend sei zum Thema Bett und Schlaf gesagt: „Guter Schlaf allzeit und überall!“ Gute Schlafqualität verbessert die eigene Lebensqualität!

Rückenfreundlich verreisen: Das Hotel-Gütesiegel der „Aktion Gesunder Rücken (AGR) e. V.“

Bei den meisten Hotels wird die Ausstattung bisher ausschließlich nach Design, Zweckmäßigkeit und Preis ausgewählt. Die Rückenfreundlichkeit der Möbel spielt dabei eine untergeordnete Rolle. Besonders die Matratzen entsprechen oft nicht dem wünschenswerten orthopädischen Standard und führen bei vielen Reisenden zu nachhaltigen Rückenschmerzen. Urlauber und vor allem Geschäftsreisende, die häufig in unterschiedlichen Hotels und Betten übernachten, kennen dieses oftmals ärgerliche Problem.

Hier sollte sich unbedingt einiges verändern, zum Wohle des Gastes und damit auch zum Wohle des Vermieters. AGR nimmt sich nun auch dieses Themas an, weitet die eigenen Aktivitäten aus und bietet Lösungen für dieses Problem an. Diverse aufklärende Gespräche mit der Hotelbranche über diesen Missstand führten zu äußerst positiven Ergebnissen. Die Bereitschaft zu neuem Denken und Handeln, im Interesse des Gastes, wurde geweckt.

Für rückenfreundliche Hotels, Pensionen und Ferienhäuser etc. haben wir das „AGR-Hotel-Gütesiegel“ entwickelt. Dieses Gütesiegel wird an Hotels vergeben, die sich von der AGR auf fachlich definierte Mindeststandards hinsichtlich der Ausstattung überprüfen lassen. Das bedeutet, dass die Bettausstattung und auch die sonstige Zimmereinrichtung aus rückenfreundlichem Mobiliar bestehen muss.

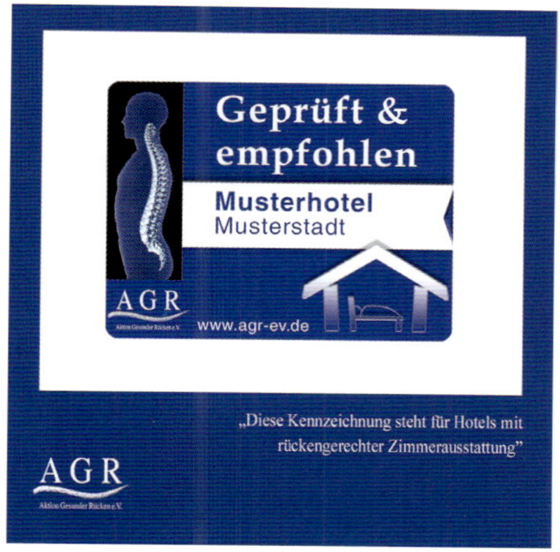
Geprüft &
empfohlen
Musterhotel
Musterstadt
AGR
www.agr-ev.de
„Diese Kennzeichnung steht für Hotels mit rückengerechter Zimmerausstattung”
AGR
Aktion Gesunder Rücken e.V.

Erste Hotels bieten inzwischen Ihren Gästen einen „rückenfreundlichen“ Aufenthalt[1]. Hoteliers, die am AGR-Hotel-Gütesiegel interessiert sind, können sich direkt an die AGR wenden und erhalten die benötigten fachlichen Informationen.

[1] Eine Übersicht der AGR-zertifizierten Hotels finden Sie im Internet unter: www.agr-ev.de/hotels

Gartengeräte/Werkzeuge

Viele alltägliche Arbeiten ob im Haushalt oder auch im Garten belasten den Rücken extrem. Bei schönem Wetter folgt direkt auf die Büroarbeit die Arbeit im Garten. Nach einem langen Arbeitstag im Sitzen oder nach anstrengender, vielleicht sogar einseitiger, körperlicher Arbeit, ist „leichtere" Gartenarbeit für viele eine willkommene Abwechslung. Doch Achtung, gerade bei Garten- und Hausarbeit wird vieles falsch gemacht. Unwissenheit und Gewohnheit führen zu rückenfeindlichen Bewegungsabläufen. Belastungen und Problemen denen der Einzelne vielleicht schon am Arbeitsplatz ausgesetzt ist, werden hier noch verstärkt.

Folglich ist es sehr nützlich, sich einmal grundsätzlich mit solchen, vielfach auch eingefahrenen Bewegungsabläufen auseinander zu setzen und diese gegebenenfalls zu korrigieren. Dafür gibt es im guten Buchhandel genügend laienverständliche Fachliteratur oder Expertenrat, z. B. in der Rückenschule.

Meistens jedoch bleibt ein Problem: Das erlernte Wissen um und über rückengerechtes Verhalten lässt sich nämlich oft nicht optimal umsetzen. Das liegt daran, dass es unsere Arbeitsgeräte, angefangen beim Staubsauger, über den Wischer, das Kehrblech, bis hin zu Gartengeräten, wie Schaufel, Gabel, Schneeschieber usw., uns häufig optimales rückengerechtes Verhalten nicht erlauben. Ihre herkömmliche, klassische Konstruktion zwingt regelrecht zu Fehlhaltungen und Fehlbelastungen. Dass das nicht so sein muss, haben inzwischen einige innovative Hersteller bewiesen. Sie haben völlig neuartige und andersartige Werkzeuggriffkonstruktionen entwickelt, die eine rückengerechte Arbeitshaltung und rückengerechte Arbeitsweise ermöglichen und fördern.

Nachfolgend nun die wichtigsten Punkte, auf die es bei Gartengeräten und anderen Hilfsmitteln ankommt. Wünschenswert ist es, dass solche zwar ungewöhnliche, aber simple und hilfreiche Technik auch möglichst bald für weitere Werkzeuge, zur Erleichterung der anstrengenden Haus- und Gartenarbeit, eingeführt wird, dem Nutzer zur Verfügung steht und sein Leben erleichtert.

- ☞ Der Griff muss so gestaltet sein, dass das Verhältnis zwischen Last- und Krafthebel zugunsten des Krafthebels verbessert wird. Mit anderen Worten: Die Last lässt sich um ein Vielfaches leichter bewegen als bei herkömmlichen Griffen.
- ☞ Die Form des Griffes muss, durch unterschiedliche Greifhöhen und Formen, jede Tätigkeit in einem umfangreichen Einsatzbereich benutzerfreundlich (rückengerecht) ermöglichen.

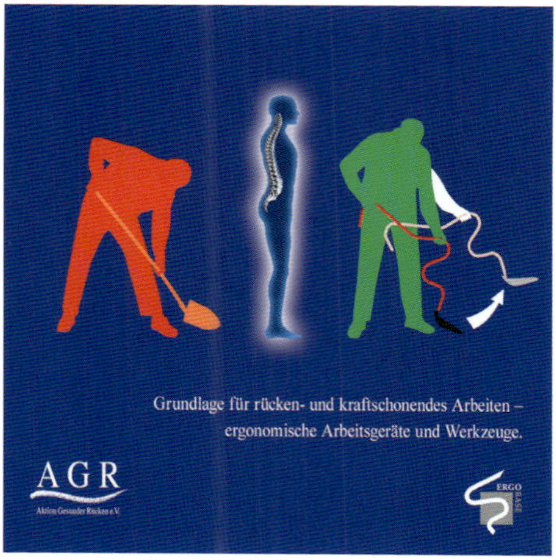

- ☞ Die Griffkonstruktion muss eine verbesserte Handhabung der Gartengeräte/Werkzeuge ermöglichen und zusätzlich Schulter, Hände, Oberschenkel, Knie, Füße und Gelenke entlasten.
- ☞ Besonders wichtig, gerade bei Werkzeugen, ist die Stabilität der gesamten Konstruktion. Hier müssen hohe Anforderungen zum Schutz des Nutzers gestellt werden.

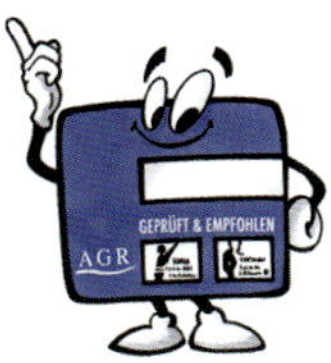

☞ Achten Sie darauf, ob die Gartengeräte/Werkzeuge objektiv und von unabhängiger Seite geprüft und entsprechend ausgezeichnet sind, wie z. B. mit dem Gütesiegel der Aktion Gesunder Rücken (AGR) e. V. Dies gibt Ihnen die notwendige Sicherheit bei der Auswahl eines „rückengerechten“ Produktes.

Gartengeräte/Werkzeuge in der Zusammenfassung:

Mindestanforderungen:
- Griff verbessert Krafthebel
- unterschiedliche Greifhöhen
- verbesserte Handhabung
- Stabilität

Hausarbeit ohne Rückenbelastung

Eine Umfrage zeigt, dass private Haushalte durchschnittlich bis zu 88 Stunden pro Jahr mit Staubsaugen beschäftigt sind, dabei bis zu 21 km zurücklegen und diese Tätigkeit mit Rückenschmerzen in Verbindung bringen. Auslöser dieser Rückenschmerzen ist die während der Arbeit permanent gekrümmte Wirbelsäule. Längere Zeiträume und wiederholt in dieser Fehlhaltung zu arbeiten, bedeutet starke Belastung für Wirbelsäule, Bandscheiben, Sehnen und Muskulatur. Dem gilt es entlastend entgegen zu wirken.

Worauf kommt es beim rückengerechten Staubsauger an?

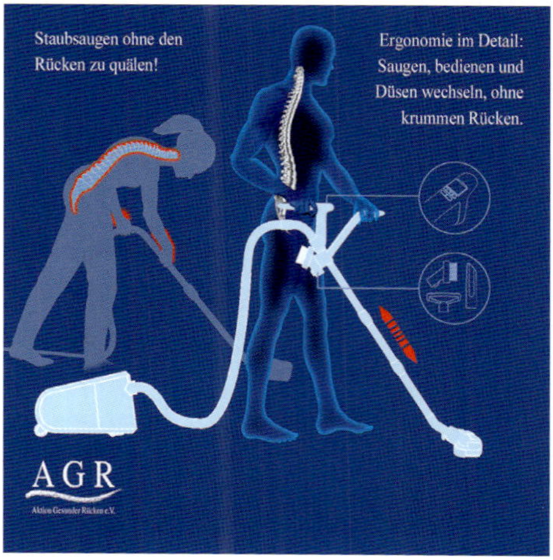
Staubsaugen ohne den Rücken zu quälen!
Ergonomie im Detail: Saugen, bedienen und Düsen wechseln, ohne krummen Rücken.
AGR

- ☞ Der Griff sollte ein beidhändiges Bedienen des Staubsaugers ermöglichen. Dies ermöglicht eine aufrechte Haltung sowie eine natürliche und angenehme Handgelenkstellung.
- ☞ Das Aus- und Einschalten sowie die Leistungs-regulierung sollte am Griff erfolgen.
- ☞ Die Saugrohrlänge muss an die individuelle Körpergröße angepasst werden können.
- ☞ Zubehör gehört ebenfalls an den Griff, so ist auch hier kein Bücken erforderlich.
- ☞ Ein körpernahes Tragen des Staubsaugers reduziert die Belastung ganz erheblich.

☞ Die Schlauchverbindung muss rotierend und flexibel sein. Dies ermöglicht eine kraftsparende Handhabung von Saugrohr und Düse.

Hausarbeit ist rückenbelastend, davon kann jede Hausfrau, jede Haushaltshilfe und jede gewerbliche Reinigungskraft „ein Lied singen“. Viel zu wenig Hilfe wird angeboten, viel zu selten gibt es Tipps und fachlich qualifizierte Informationen, wie z. B. Tätigkeiten und Arbeitsabläufe rückenfreundlicher gestaltet werden können. Offensichtlich hat weder die Hausfrau, noch die gewerbliche Kraft genügend Lobby, noch ist das Problem im Bewusstsein der Betroffenen, noch der Arbeitgeber verankert. Nur durch breite Aufklärung kann es hier zu positiven Veränderungen kommen. Das nutzt allen, den in diesem Bereich tätigen Menschen genauso, wie Ihren Familien und Ihren Arbeitgebern. Weniger Probleme, weniger Schmerzen, seltener krank, davon profitieren alle Beteiligten!

Fahrräder

Radfahren wird bei allen Altersgruppen immer beliebter und die Zahl derer, die Rad fährt oder die den Wunsch zum Radfahren hat, steigt stetig. Legen jüngere Menschen dabei mehr Wert auf den sportlichen Aspekt, so erfreuen sich ältere Menschen mehr an der Bewegung und an den positiven gesundheitlichen Auswirkungen des Radfahrens. Außerdem hat das Fahrrad inzwischen, als Verkehrsmittel bei Kurzstrecken und Stadtfahrten, einen erheblichen Stellenwert wiedergewonnen, da man mit ihm besonders mobil und flexibel ist.

Einige generelle Aspekte:

- Das Bewusstsein (und die Notwendigkeit) für eine gesunde Lebensweise ist gestiegen.
- Freizeitsport nimmt einen immer höheren Stellenwert ein.
- Rad fahren kann leicht erlernt werden und ist eine der effektivsten Sportarten, um sich gesund und fit zu halten.
- Rad fahren fördert sowohl Kondition als auch Koordinationsfähigkeit.
- Gezielte und dosierte Belastung (aerobes Training/Fettverbrennung) ist möglich.
- Binde- und Stützgewebe sowie Gelenke werden geschont.
- Rad fahren ist eine umweltfreundliche Fortbewegungsart mit hohem Erlebniswert und hat zudem, richtig praktiziert, positiven Einfluss auf die Psyche.
- Rad fahren ist sicherlich gut für die Gesundheit, aber herkömmliche Fahrräder, wie z. B. Mountainbikes, Rennräder etc., sind zumindest bei Rückenproblemen eher schädlich und daher zu meiden.
- Wichtig beim Rad fahren, wie bei jeder anderen Form der Bewegung oder des Sportes, ist der Spaßfaktor. Das jeweilige Tun muss gerne durchgeführt werden und Freude machen. Widerwilliges Rad fahren und/oder selbstgemachter Leistungsdruck wirken sich eher negativ aus.

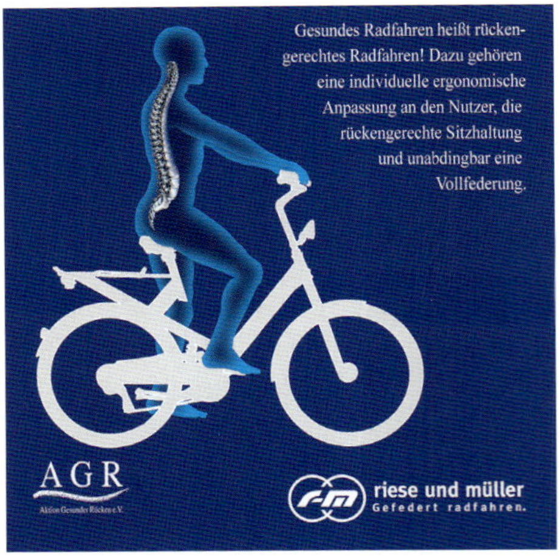

Gesundes Radfahren heißt rücken-
gerechtes Radfahren! Dazu gehören
eine individuelle ergonomische
Anpassung an den Nutzer, die
rückengerechte Sitzhaltung
und unabdingbar eine
Vollfederung.
AGR
Aktion Gesunder Rücken e.V.
riese und müller
Gefedert radfahren.

Lange Zeit stand bei fast allen Betrachtungen zum Fahrradfahren überwiegend der sportliche Aspekt im Vordergrund und der Markt bietet hierfür bereits genügend Produkte an. Durch eine Initiative des Allgemeinen Deutschen Automobil-Clubs e. V. (ADAC) in Zusammenarbeit mit AGR wurde vor einigen Jahren jedoch eine neue Denkweise und Angebotsrichtung eingeleitet: Ergonomie und individuell angepasste Fahrradtechnik zum Wohle aller gesundheitsbewussten und Komfort liebenden Radfahrerinnen und Radfahrer. Was beim Auto gang und gäbe ist, nämlich Sitzkomfort, Bedienungsfreundlichkeit und Technik im Dienste des Fahrers, das muss auch für Fahrräder durchsetzbar sein und ist unabdingbar für Menschen mit Rückenproblemen.

Hierauf sollten Sie beim „rückengerechten“ Fahrradkauf achten:

☞ Die Rahmengeometrie muss eine rückengerechte Sitzhaltung ermöglichen. An drei Stellen sind Fahrrad und Mensch miteinander verbunden: An Sattel, Lenker und Pedalen. Deshalb müssen diese drei Fahrradpunkte (Rahmengeometrie) so zueinander positioniert werden, dass eine aufrechte und somit rückengerechte Sitzhaltung ermöglicht wird.

Die gesundheitsorientierte Sitzhaltung entspricht der natürlichen Doppel-S-Form der Wirbelsäule, die aber nur bei aufrechter Haltung zum Tragen kommt. Je aufrechter die Sitzhaltung, umso schonender für die gesamte Wirbelsäule, einschließlich Halswirbelsäule (siehe auch Federung). Eine Oberkörpervorneigung bis maximal 30° ist für unseren Rücken durchaus verkraftbar. Bedeutet aber, dass wir den Kopf in den Nacken nehmen und unsere Halswirbelsäule belasten und sogar überlasten können, was wiederum zu Schmerzen und Problemen führen kann.

Um eine möglichst aufrechte Sitzposition zu erreichen, sollten die Lenkergriffe etwa 20 cm höher sein als die Satteloberkante. Für die Rahmenhöhe gilt dabei als Empfehlung: Innenbeinlänge abzüglich 25 cm ergibt die Rahmenhöhe. Und für die Rahmenlänge sollte, im Regelfall, die Entfernung von der Sattelspitze bis zur Lenkermitte ungefähr drei Finger breit länger sein als der Unterarm (vom Ellenbogen bis zur Fingerspitze).

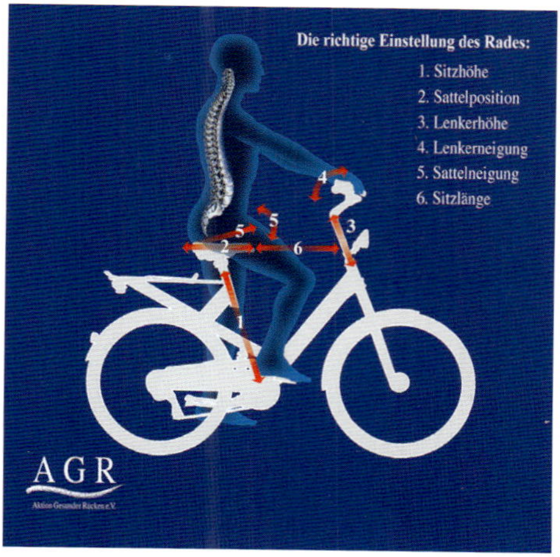

Die richtige Einstellung des Rades:
1. Sitzhöhe
2. Sattelposition
3. Lenkerhöhe
4. Lenkerneigung
5. Sattelneigung
6. Sitzlänge
AGR

☞ Bei der Vielzahl der unterschiedlichen Rahmenformen (u. a. Rennrad, Mountainbike, Tourenrad) ist es wichtig darauf zu achten, dass ein möglichst niedriger Durchstieg vorhanden ist; damit das Auf- und Absteigen rückenfreundlich erleichtert und die Sicherheit verbessert wird (sog. „Unisex-Rahmen“).

☞ Die Füße sind beim Radfahren die wichtigste Verbindung zwischen Mensch und Rad. Die gesamte Kraftübertragung lastet dabei auf wenigen Quadratzentimetern. Untersuchungen haben ergeben, dass die beste Kraftübertragung und zugleich die geringste Fuß- und Kniebelastung erzielt werden, wenn der Fußballen genau über der Pedalachse steht. Außerdem soll der Fuß senkrecht auf das Pedal drücken. Eine Minderung der Druckkräfte auf die Pedale, zur Schonung der Gelenke, lässt sich über eine richtig angewandte Schaltung erzielen. So sollte man beim Anfahren einen jeweils kleinen Gang oder aber eine Schaltung mit niedriger Übersetzung wählen.

- ☞ Da die Kniegelenke eine Schlüsselrolle beim Tretvorgang haben ist die richtige Sattelhöhe wichtig: Bei tiefster Pedalstellung, wenn der Fußballen das Pedal drückt, sollte das Knie ganz leicht, d. h., mit 5° bis 10°, gebeugt sein. Sind nämlich im unteren „Totpunkt" die Knie ganz durchgedrückt, so macht man unbewusst eine Außenrotation. Wird das Knie zu stark gebeugt, dann belastet das die Kniescheibe zu sehr. Zur Schonung der Kniegelenke kommt es auch auf das Verhältnis von Sattel zu den Pedalen an: Die Sattelspitze sollte zwei bis fünf Zentimeter hinter dem senkrechten Lot zum Tretlager liegen.

- ☞ Eine wichtige Rolle spielt der Sattel. Je aufrechter man sitzt, umso mehr wird das Körpergewicht auf das Gesäß verlagert, der Druck auf die Sitzbeinhöcker und hinteren Teil des Sattels ist besonders hoch. Beim Treten, also einer Hoch-Tief-Bewegung werden die Sitzbeinhöcker abwechselnd belastet. Deswegen muss sich der Sattel dieser Bewegung anpassen. Ein guter Sattel macht diese Bewegungen mit, vermindert Sitzbeschwerden und reduziert möglichen Druck auf die Harnröhre. Zudem fühlen Sie sich auf dem für Sie richtigen Sattel, auch bei längeren Fahrten, wohl. Wer die Wahl hat, hat die Qual. Deshalb ist vor dem Kauf eine ausführliche „Sattelberatung" durch ausgewiesen qualifiziertes Fachpersonal dringend zu empfehlen.

  Aufgrund individueller Gesäßformen und geschlechtsbezogener Unterschiede zwischen Frau und Mann sind unterschiedliche Sattelformen zu beachten. Die bestens angepasste Sattelform nützt jedoch nichts, wenn der Sattel falsch positioniert ist, z. B. durch falsche Sattelneigung.

- ☞ Die Hände sind das letzte Glied in der muskulären Kette, die am Fuß beginnt. Sie erfüllen Funktion und Abstützung, Schalten und Bremsen. Falsche Handgelenkstellungen führen zum Karpaltunnelsyndrom und zu Störungen der Medianusnerven. Rücken- und Nackenschmerzen treten durch anatomisch nicht richtige Lenkerhöhe, Lenkerform und Lenkeranordnung und generell falsche Fahradeinstellung auf. Mit der richtigen, unsere körperliche Individualität berücksichtigende Einstellung aller Komponenten des Rades vermeiden wir unnötige Schmerzen und Probleme! Dabei nutzt auch ein guter, so genannter „Vorbau“, mit einstellbarer Lenkerhöhe und Lenkerneigung. Das verhilft uns zu einer richtigen, möglichst aufrechten Sitz- und Armhaltung (Vermeidung von HWS- und Schulter-Arm-Syndrom). Nur wenn das Gewicht des Oberkörpers auf dem Gesäß ruht, sind die Hände und Handgelenke von der „Stützlast“ befreit und können mit leicht angewinkelten Ellenbogen locker und sicher auf dem Lenker liegen. Durch Lenkerform und -breite wird die Griffposition bestimmt und diese wiederum beeinflusst die Griffhaltung. Für die richtige Lenkerbreite sollen die Arme leicht angewinkelt und die Hände, maximal zwei Handbreit rechts und links der Schultern, auf dem Lenker liegen.

☞ Anatomisch geformte Griffe mit Stoßdämpfereigenschaften tragen zur Vermeidung von Stößen und Druck auf die Nervenwurzeln bei. Besonders geformte Multipositionslenker ermöglichen unterschiedliche Hand- und Griffstellungen, so dass schnelle Ermüdung von Armen und Handgelenken vermieden werden können.

☞ Hinsichtlich der Schalthebelsysteme ist zu beachten, dass sie kleine und leichtgängige Funktionswege aufweisen und am Lenker griffgünstig positioniert werden. Sinnvoll sind auch moderne Automatikschaltungen. Bei Fahrern mit eingeschränktem Bewegungsspielraum und Muskelkraft in den Händen ist eine Rücktrittbremse ideal, welche besonders bei älteren Menschen auch das Sicherheitsgefühl erhöht.

☞ Die Fahrradfederung hat Einzug in den Fahrradalltag gefunden. Sie vermindert Stöße und Schläge, die durch Fahrbahnunebenheiten hervorgerufen werden. Die Deutsche Sporthochschule in Köln hat sich mit den Auswirkungen von Federungen auf die Wirbelsäule beschäftigt und festgestellt, dass bei vollgefederten Fahrrädern die

Stöße um 35 % gemindert werden. Ein vollgefedertes Fahrrad hat eine Vorder- und Hinterradfederung. Dadurch wird die Wirbelsäule von kritischen Stoßbelastungen entlastet. Eine Vollfederung schont außerdem den gesamten Halteapparat des Radfahrers. Zusätzlich wird die Fahrsicherheit verbessert und in der Regel die Nutzungsdauer des Rades verlängert.

☞ Eine Vollfederung muss auf das Körpergewicht einstellbar sein. Zu berücksichtigen sind Mindestfederwege (vorne 4 cm/hinten 6 cm). Die Federkinematik muss so gewählt sein, dass eine geringe Wechselwirkung zwischen Antrieb und Federung gewährleistet ist, d. h., die Federung muss so konzipiert werden, dass sie sich nicht negativ auf die Tretwirkung auswirkt. (Leider sind auch solche schlechten Vollfederungen im Handel erhältlich.)

☞ Auch das Fahrradgewicht sollte beachtet werden, besonders bei Rädern mit Vollfederung. Leichtere Materialien reduzieren das Gesamtgewicht und erlauben eine leichtere Handhabung (z. B. beim Tragen, Abstellen, Aufheben) und benötigen weniger Kraftaufwand beim Fahren.

☞ Mitgeführtes Gepäck sollte mit gefedert werden. Hierbei darf die Wirkungsweise der Federung sowie die Fahrsicherheit (Gewichtsverteilung) durch die Beladung nicht beeinträchtigt werden.

☞ Achten Sie darauf, ob die Fahrräder objektiv und von unabhängiger Seite geprüft und entsprechend ausgezeichnet sind, wie z. B. mit dem Gütesiegel der Aktion Gesunder Rücken (AGR) e. V. Dies gibt Ihnen die notwendige Sicherheit bei der Auswahl eines „rückengerechten Produktes.

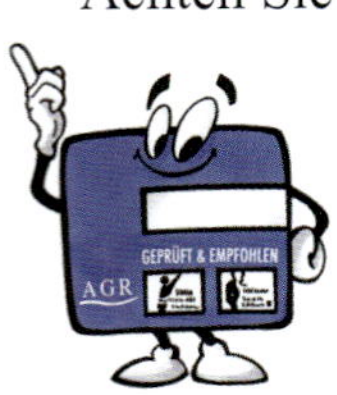

Weitergehende Aspekte:

Fahrräder mit elektrischer Antriebsunterstützung sind besonders geeignet für Menschen mit Gelenk- und Knieproblemen und für jene, die Herz und Kreislauf nicht voll belasten dürfen oder können.

Inzwischen ist daraus ein absolutes Trendthema geworden, da es auch denen nutzt, die z. B. mit dem Rad zur Arbeit fahren oder auch sonst nach längerer Fahrt (aufgrund der Anstrengung) nicht mit hochrotem Kopf und oder völlig verschwitzt an ihrem Ziel ankommen möchten.

Solche elektrounterstützten Räder sehen längst nicht mehr nach „Fahrrad mit Hilfsmotor" aus, und es gibt zudem sogar auch hier rückengerecht konstruierte Räder, denen unbedingt der Vorzug zu geben ist.

Ein Rad mit elektrischer Antriebsunterstützung sollte eine gute Reichweite haben, gleichzeitig besonders rückengerecht, ausgesprochen alltagstauglich und außerdem noch möglichst leicht sein. Viele herausfordernde Kriterien also, die es miteinander zu verbinden gilt. Dass der hohen Anforderungen eine gelungene Symbiose aus diesem breit gefächerten Anforderungsmix gelingen konnte, liegt an den jahrelangen besonderen Erfahrung eines Herstellers, der rückenfreundliche, vollgefederte Alltagsräder entwickelt. Dabei wurde sogar der Gepäckträger im Hauptrahmen integriert und lässt sich deshalb mit größeren Lasten beladen, ohne dass die Fahreigenschaften beeinflusst werden.

Ein tiefer Durchstieg ermöglicht auch hier einfaches Auf- und Absteigen. Komfort, intuitive Handhabung, durchdachte, der Ergonomie zuträgliche Details und individuell anpassbare Anbauteile sind zusätzlich wichtig für eine rückengerechte und rückenschonende Fahrhaltung, für gesundes Radfahren.

Letztendlich: Radfahren ist ein wesentlicher Beitrag zur Prävention und zur Rehabilitation. Es ist ein gutes Instrument zur Verbesserung der eigenen Lebensqualität, macht zudem noch Spaß und tut auch der Seele gut. Besonders, wenn man sich beim Fahren auch mal die Zeit nimmt, die Schönheiten der Natur (oder Architektur) bewusst zu genießen.

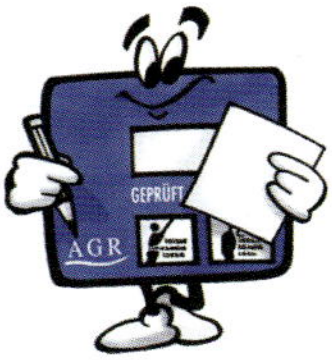

Das Fahrrad in der Zusammenfassung:

Mindestanforderungen:
- Rahmengeometrie ermöglicht aufrechte Sitzposition
- Lenker verstellbar in Höhe und Neigung
- anpassbare, wirkungsvolle Federung (vorne und hinten)
- Sattel einstellbar in Höhe, Neigung und Längsposition
- tiefer Einstieg
- geringes Gewicht

Zusatzanforderungen für Pedelecs:
- Akkureichweite mindestens 40 km
- Akku leicht zu entfernen (= Gewichtsreduktion)

Hochelastische Minitrampoline

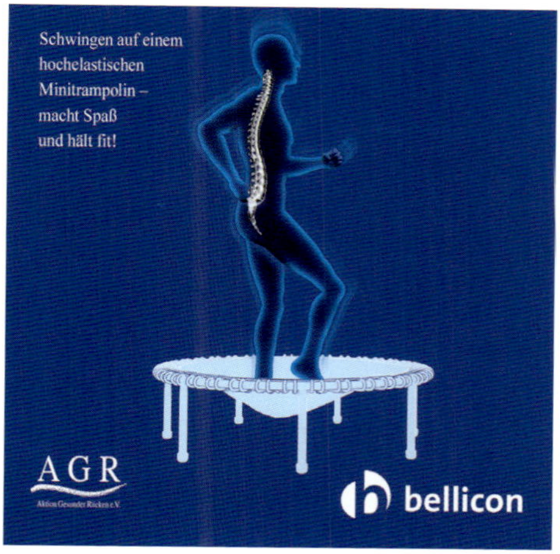

„Treiben Sie mehr Sport“, so lautet der gutgemeinte Rat Ihres Arztes und/oder Therapeuten!

Da gibt es wohl auch angesichts der sichtbaren Bewegungsarmut und der zunehmend negativen Stressbelastung keinen Widerspruch. Nur durch moderates „Ausdauertraining“ wird beispielsweise das Stresshormon Adrenalin abgebaut und die Energiespeicher der Muskulatur werden so optimiert, dass Stoffwechselvorgänge, Regenerations- und Heilungsprozesse aktiviert werden. So einfach wäre das, wenn nicht der technische Fortschritt (und die veränderte Arbeitswelt) uns Menschen „durch das Leben tragen möchte“ und Bewegung als störend und unbequem verkauft wird. Früher war man rund 15-20 km am Tag zu Fuß unterwegs, heute sind es durchschnittlich gerade einmal 700 Meter. Da muss etwas auf der Strecke bleiben – nämlich die Gesundheit. Sport ist aber nicht jedermanns Sache. Man denke nur an den Schulsport oder die Bundesjugendspiele, die manchmal mehr frustrieren als anspornen. Sport wirkt dann positiv, wenn es auch Spaß macht.

Überhaupt, wie viel Fitness braucht der Mensch, um gesund zu bleiben? Wir neigen gerne zur Übertreibung und denken schnell in den Kategorien von Leistungssport, Schweiß und „richtig kaputt sein“, wenn es etwas bringen soll. Doch das ist längst widerlegt: „Joggeln statt Joggen, Radeln statt Radrennen“, stressfrei muss es sein, dann erreicht man die positivsten Trainingseffekte. Die Regelmäßigkeit macht’s! Um die

Kondition zu optimieren und die Gesundheit und das Wohlgefühl zu verbessern, sollte man Kraft, Ausdauer, Beweglichkeit und die Koordination regelmäßig fördern, jedoch ohne sich dabei zu überfordern und die Gelenke zu belasten.

Das lässt sich gut mit einem besonders weichen Minitrampolin umsetzen, auf dem man locker schwingt. Dies macht nicht nur Freude, sondern fördert die zuvor genannten Fähigkeiten in optimaler Weise. Der „Wirkstoff" dieses Trainings ist die eigene Schwerkraft. Das Körpergewicht ist der adäquate Widerstand überhaupt. Dieser wird beim Schwingen nach oben beschleunigt und nach unten wieder muskulär abgebremst. Dadurch entsteht ein permanenter Wechsel zwischen einer Druck- und Zugbelastung, die notwendig ist, um die Knorpel- und Knochenstrukturen sowie die Festigkeit und Elastizität der Bandscheiben zu erhalten. Die Körperstatik richtet sich gegen den Schwungimpuls in die Senkrechte und trainiert automatisch die haltungsaufrichtende Muskulatur. Das Gleichgewicht wird ständig neu korrigiert und ausgelotet. Ganz nebenbei optimiert man so die Körperbalance.

Unabhängig von Wetter und Öffnungszeiten kann das ganzheitliche Training in den eigenen vier Wänden durchgeführt und von allen Familienmitgliedern gleichermaßen genutzt werden. Dabei ist auf eine korrekte Körperhaltung zu achten, denn eine Fehlbelastung kann durch falsches Training noch verstärkt werden und schon vorgeschädigte Strukturen überlasten. Aus diesen Gründen ist die Wahl des richtigen Trampolins und mit entsprechend qualifiziertem Trainingsprogramm von sehr wichtiger Bedeutung.

Darauf sollten Sie beim Kauf eines Minitrampolins achten:

- ☞ Individuelle Anpassbarkeit an Körpergewicht und Körpergröße: Um die Möglichkeiten eines Minitrampolins optimal nutzen zu können, sollte es an den jeweiligen Nutzer und dessen Körpergewicht anpassbar sein. Auch die Körpergröße und spielt eine wichtige Rolle und daraus ergibt sich, welchen Durchmesser das Minitrampolin haben sollte. Wird es von mehreren Personen benutzt, richtet man sich nach dem Größeren und Schwereren.
- ☞ Hohe Elastizität und optimale Lastenverteilung, z. B. durch eine Aufhängung mittels Einzelseilringen und einer Schwungmatte. Je länger der Bremsweg, desto anspruchsvoller ist die intermuskuläre Aktivität. Die Aufhängung der Matte durch elastische Gummiseilringe (anstatt der herkömmlichen Stahlfedern) bringt eine weiche harmonische Schwingung zustande.
- ☞ Vielseitige Einsatzmöglichkeiten: Ob im Büro oder Wohnzimmer, man kann ein Minitrampolin auch als „Trainingsmöbel“ bezeichnen. Auch für Schulen und Kindergärten sowie Reha- und Senioreneinrichtungen ist es gut geeignet.
- ☞ Klappbeine sind empfehlenswert, denn damit kann man das Minitrampolin nach dem Training platzsparend abstellen.
- ☞ Für ältere Personen sind Haltegriffe eine wichtige Schutzmaßnahme, auch um das Auf- und Absteigen zu erleichtern. Die Möglichkeit der Einweisung durch erfahrene Berater muss gegeben sein.
- ☞ Nutzungs- und Sicherheitshinweise müssen mitgeliefert werden. Ideal ist die Möglichkeit der Einweisung durch erfahrene Berater bzw. medizinisches Personal.

Minitrampoline in der Zusammenfassung:

Mindestanforderungen:

- einfache Handhabung, hohe Nutzerfreundlichkeit
- Möglichkeit der Einweisung oder individuelle fachliche Beratung
- individuelle Anpassbarkeit an Körpergewicht und Körpergröße
- hohe Elastizität und optimierte Lastverteilung
- gelenkschonende Schwungfrequenz
- vielseitige Einsatzmöglichkeiten

Ebenfalls sinnvoll:

- Randabdeckung
- Haltegriffe
- verschiedene Farben und Ausstattungen für den anspruchsvollen Wohnbereich
- platzsparende stabile Klappbeine zum schnellen Auf- und Abbau

Gymnastikbälle

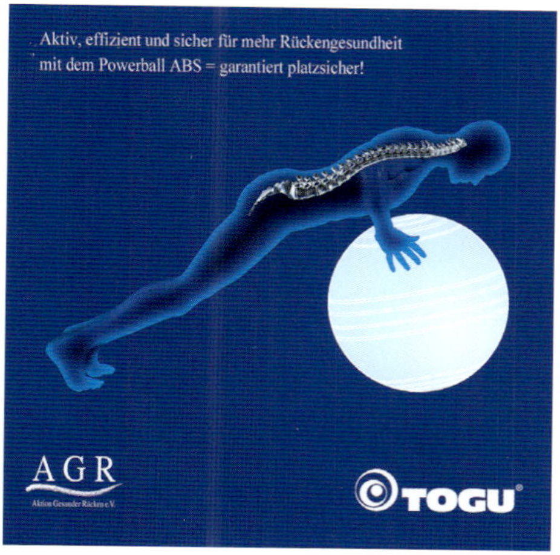

Der Gymnastikball lässt sich bekanntermaßen in vielen Bereichen einsetzen, u. a. für Fitness, Training und Therapie, Sport und Vereinstraining.

Ein Rückentraining mit dem Gymnastikball ist generell erfolgversprechend. Allerdings fehlt den meisten, der auf dem Markt angebotenen, Produkte ein ganz wichtiges Sicherheitskriterium, ohne das der positive Trainingseffekt schnell ins Gegenteil verkehrt werden kann. Ohne gewährleistete, wirklich funktionierende Platzsicherheit (des Balls) kann es schnell zu bösen Unfällen und Verletzungen kommen.

Was ist mit „Platzsicherheit" gemeint? Die Haut eines Gymnastikballs ist je nach Qualität zwischen 0,5 mm bis 3 mm dick. Wenn die Haut des Balles durch scharfe Kanten, Katzenkrallen, kleine Körnchen an Wand und Boden etc., verletzt wird und Kratzer bekommt, wird die ohnehin dünne Ballwand an dieser Stelle noch dünner.

Kommt es dann zu einer Druckbelastung, z. B. durch Draufsetzen, können herkömmliche Bälle schlagartig, d. h., innerhalb von einem Bruchteil einer Sekunde platzen – eine rechtzeitige Reaktion ist hier nicht mehr möglich.

Es ist also für die Sicherheit nicht ausschlaggebend, wie viel Belastung der Ball bei intakter Ballhaut verträgt. Wichtig allein ist es zu wissen, wie sich der Ball im Falle einer vorbeschädigten, bzw. während der Anwendung beschädigten Ballhaut verhält. Genau darin steckt ein hohes Unfallrisiko!

Beim Kauf eines Gymnastikballes sollten Sie im Wesentlichen auf folgende Punkte achten:

- ☞ Die Angaben des Herstellers zu Garantie gegen Platzen unbedingt beachten. Eine ausführliche und verständliche Gebrauchsanweisung zum Aufpumpen des Sitzballs muss vorliegen bzw. mitgeliefert werden, um größtmögliche Sicherheit beim Einsatz zu gewährleisten. D. h., der Ball darf während seiner Verwendung keinesfalls schlagartig platzen.
- ☞ Der Ball sollte in unterschiedlichen Größen (Durchmesser) lieferbar sein. Nur dann ist gewährleistet, dass jeder Nutzer einen auf seine individuelle Körpergröße entsprechend passenden Ball bekommen kann.

Der Ball in der Zusammenfassung:

Mindestanforderungen:
- In unterschiedlichen Größen lieferbar.
- Ermöglicht eine instabile und federnde Unterlage.
- Gute Rolleigenschaften auf dem Boden.
- Passt sich bei den Übungen angenehm an den Körper an.
- Darf während des Trainings beim Aufstehen nicht wegrollen.
- Weitgehend geräuscharm.

- Platzsicher, auch im Falle einer äußeren Beschädigung.
- Ermöglicht absolut sichere Anwendung mit Zusatzgewichten in der Therapie.
- Ist einfach und zeitsparend aufzupumpen.
- Eine ausführliche und verständliche Gebrauchsanweisung zum Aufpumpen der Gymnastikbälle muss mitgeliefert werden.
- Eine verständliche, umfangreiche, den Trainingszielen entsprechende Anleitung muss angeboten werden.

Vor und während des Benutzens bzw. Trainings sollten Sie folgende Punkte beachten:

Achten Sie bei der Durchführung und der Dauer Ihrer Übungen auf Ihr Trainingslevel und Ihren Trainingsanspruch. Bei auftretenden Schmerzen sollten Sie die Anwendung abbrechen und Ihren Arzt oder Physiotherapeuten befragen. Beachten Sie die Empfehlungen zur richtigen Ballgröße in der beigefügten Gebrauchsanleitung.

Balancekissen/Trainingsgeräte

Luftgefüllte Geräte mit einer bzw. zwei Luftkammern, die mit einer Pumpe individuell einstellbar sind, bieten eine dynamische Unterlage und dienen somit als Trainingsgerät zur Verbesserung von Reaktionsvermögen, Stabilität und Koordination. Solch instabile Übungsgeräte sind bestens geeignet, um die Steuerungsfunktion im Gehirn zu aktivieren. Balanceübungen im Stehen (ein- und/oder beidbeinig), Knien, Sitzen und Liegen sind dafür ideal und schulen zudem Körperhaltung, Körpergefühl, Zehen- und Fußfunktion.

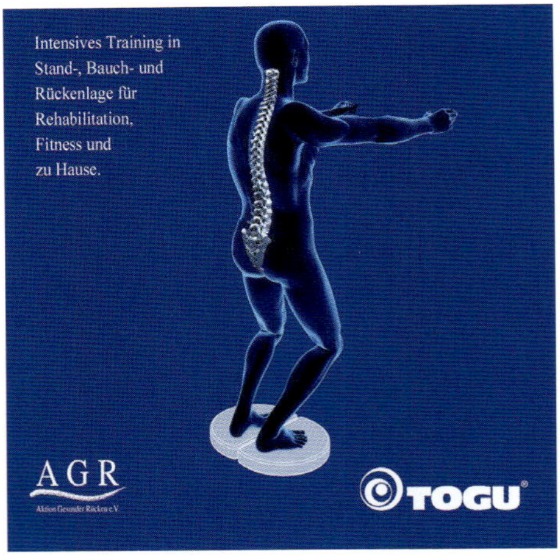

Allgemein gibt es eine Vielzahl von unterschiedlichen Formen und Anwendungsmöglichkeiten. Umso wichtiger ist die Auswahl des richtigen Gerätes für die entsprechenden Ziele des Einzelnen. Außerdem sorgen hochwertige Ausführung und Qualitätsmerkmale für eine sichere, wirkungsvolle und nachhaltige Anwendung.

Die Sicherheitsansprüche, die Funktionalität sowie ergonomische Anforderungen bei dieser Art von dynamischen Unterlagen müssen optimal erfüllt werden, nur dann ist qualitativ gutes und sicheres Training möglich! Auch wenn Geräte in diesem Produktbereich häufig ähnlich aussehen, so ist insbesondere hier die Aussage „Qualität hat Ihren Preis“ absolut zutreffend und ernst zu nehmen. Das Preisniveau hat allerdings noch keinen Investitionscharakter, bleibt somit problemlos finanzierbar und rechnet sich außerdem durch die Langlebigkeit der Produkte.

Beim Kauf eines luftgefüllten Trainingsgerätes sind folgende Punkte zu beachten:

- ☞ Verpackung und beiliegende Gebrauchsanweisung müssen detaillierte Angaben über Qualitätsmerkmale, Herkunft, Herstellerangaben und den definierten Anwendungsbereich enthalten.
- ☞ Eine verständliche, fachlich qualifizierte und umfangreiche Anleitung muss beigelegt sein. Auf die Risiken unsachgemäßer Behandlung muss hingewiesen werden.
- ☞ Durch seine Bauweise und seine Materialien sollte das Gerät einen sicheren Kontakt mit der jeweiligen Unterlage (Stuhl, Boden oder ähnlich) garantieren. Es darf bei der Benutzung nicht wegrutschen. Eine funktionelle, dynamische Unterlage für unterschiedliche Ausgangsstellungen (Stehen, Sitzen, Liegen) muss sichergestellt sein.
- ☞ Eine genügende Standfläche bzw. Sitzfläche für die Anwendung sollte gegeben sein.

Ähnlich funktionieren und wirken aus Schaumstoff gefertigte Trainingsgeräte, für die grundsätzlich die gleichen Kriterien gelten. Statt „Platzsicherheit“ ist hier natürlich hochwertigstes, belastbares und langlebiges Material gefordert. Es gibt sie auch in länglicher Form, an einen Schwebebalken erinnernd, was sogar Bewegungsübungen mit mehreren Schritten (statt auf der Stelle) erlaubt.

Generell gibt es enorm vielfältige Möglichkeiten mit solchen Trainingsgeräten zu arbeiten. Der Wiedereinsteiger oder Anfänger findet das für ihn passende Angebot genauso wie der Fortgeschrittene oder Profi. Die Erfahrungsberichte der Nutzer sind durchweg positiv und Spaß macht es obendrein.

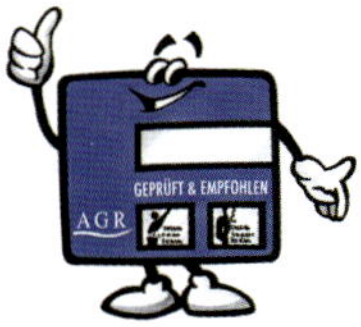

Balancekissen in der Zusammenfassung:

Mindestanforderungen:
- für jede Person individuell nutzbar (nach Einweisung)
- sicherer Bodenkontakt, darf nicht wegrutschen
- bietet funktionelle, instabile Unterlage
- für unterschiedliche Übungen einsetzbar
- flexible Bauweise
- leicht reinigungsfähig
- verständliche, umfangreiche Trainingsanweisung

Gymnastikmatten

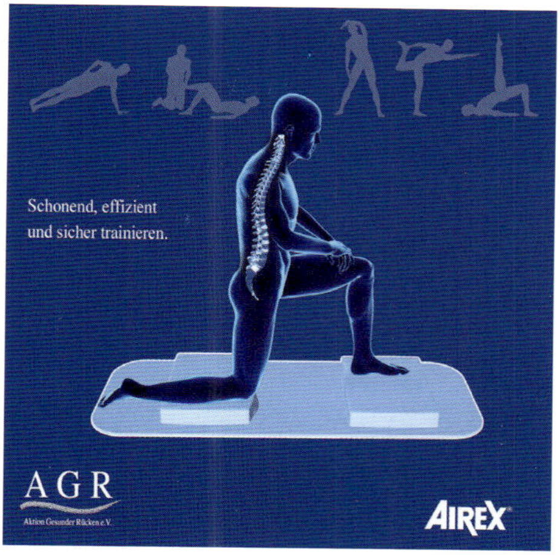

Wer öfter Übungen wie Yoga, Pilates oder einfach nur Gymnastik oder ähnliches, macht oder ab sofort machen möchte, sollte unbedingt auf eine geeignete Unterlage achten, die übrigens auch Sinn macht, wenn Übungsgeräte (wie beschrieben) genutzt werden. Gymnastikmatten fördern schonendes Training, schützen vor Bodenkälte und erhöhen die Sicherheit. Das Angebot an solchen Matten ist groß, schwer überschaubar und dennoch leider meistens ungenügend.

Wichtige Anforderungen werden meist gar nicht oder nur ungenügend erfüllt. Wenn die folgenden Anforderungen erfüllt werden, erfüllt eine Matte ihren Zweck. Andernfalls ist ihr Kauf schlichtweg eine Fehlinvestition.

Hierauf kommt es an:

☞ Die Matte muss gute Dämpfungseigenschaften bieten, d. h., beim Stehen, Knien, Liegen und Sitzen dürfen die entsprechenden Körperteile nicht direkt den Boden berühren, sondern zwischen Körper und Boden muss noch eine elastische Schicht vorhanden sein, um einerseits Komfort zu bieten und gleichzeitig Verletzungen vorzubeugen.

☞ Die Matte muss eine ausreichende Größe haben. Diese ist abhängig vom jeweiligen Verwendungszweck. Grundsätzlich sollen Gesäß und Hinterkopf gelagert werden können. Eine Mindestbreite von ca. 58 cm und eine Mindestlänge von ca. 120 cm dürfen nicht unterschritten werden.

☞ Die Matte muss leicht zu handhaben und leicht zu transportieren sein. Sie muss, bei der Nutzung als Übungsgerät, in der gewünschten Form auf dem Boden liegen bleiben. Es darf kein „Memory-Effekt" entstehen (z. B. selbstständiges Wiederaufrollen oder hochstehende Ecken), ansonsten besteht Stolpergefahr.

☞ Die Matte muss rutschfest, langlebig und belastungsfähig sein.

☞ Die Matte sollte vielseitig einsetzbar sein (Indoor, Outdoor, auf anderen Geräten, im Wasser, etc.).

☞ Schweiß darf nicht eindringen (antibakterielle Ausrüstung) und die Matte sollte leicht zu reinigen sein.

☞ Die Matte muss hautfreundlich, weich und geschmeidig sein.

☞ Sie sollte gut isolieren, also vor Bodenkälte schützen.

Gymnastikmatten in der Zusammenfassung:

Mindestanforderungen:

- Druckelastizität/Dämpfung
- ausreichende Größe
- leichte Handhabung
- Rutschfestigkeit
- lange Haltbarkeit
- Belastungsfähigkeit
- Hygiene
- Haptik
- Isolation

Die Kraft des Wassers nutzen – Auftriebshilfen unterstützen

Wassergymnastik ist besonders gelenk- und rückenschonend und dabei sehr effektiv. Die positiven Eigenschaften des Wassers werden durch geeignete Hilfen noch verstärkt. Der Spezialschaumstoff einer Auftriebshilfe mit luftgefüllten Zellen verleiht ein angenehm schwebendes Gefühl und entlastet den Bewegungsapparat. Zusätzlich werden Muskulatur und Herz-Kreislaufsystem gestärkt.

Folgende Punkte sollten Sie bei der Auswahl beachten:

Eine Auftriebshilfe sollte …

- ☞ … sich der individuellen Körperform des Benutzers anpassen (darf nicht einschnüren), eine uneingeschränkte Bewegungsfreiheit garantieren und vor Unterkühlung schützen. Sie muss dabei am Körper vollständig anliegen und darf nicht verrutschen;
- ☞ … genügend Auftrieb bieten, abhängig vom jeweiligen Körpergewicht. Der Verbraucher muss erkennen können, für welches Körpergewicht das Produkt geeignet ist;
- ☞ … das Einnehmen einer senkrechten Ausrichtung der Körperlängsachse im Wasser unterstützen;
- ☞ … vielseitig einsetzbar sein (z. B. im Gesundheitssport, in der Wassergymnastik und im Rehabilitationssport);
- ☞ … leicht reinigungsfähig sein und über eine dauerhafte antibakterielle Ausrüstung verfügen (Schweiß und Wasser dürfen nicht eindringen);
- ☞ … aus einem weichen, geschmeidigen Material mit einer hautfreundlichen Haptik bestehen. Darüber hinaus muss das Material gegen die Wasserkälte isolieren.

Effektives Muskeltraining mit hochelastischen Schwingstäben

Sie wollen etwas für Ihre Rücken-, Brust- und Armmuskeln tun? Gut so, denn eine starke Muskulatur ist ein entscheidender Faktor zur Vermeidung von Rückenschmerzen.

Sehr effektiv ist ein hochelastischer, sehr flexibler Schwingstab aus Glasfiber, 150 cm lang und an den Enden jeweils mit Gummigewichten versehen. Sobald die Stange schwingt, muss der Körper diese Schwingungen ausgleichen. Dazu nutzt man besonders die Muskeln tief im Innern des Körpers. Kaum ein anderes Training erreicht diesen Effekt. Experten empfehlen deshalb, 3 Mal in der Woche jeweils 10 bis 15 Minuten damit zu trainieren.

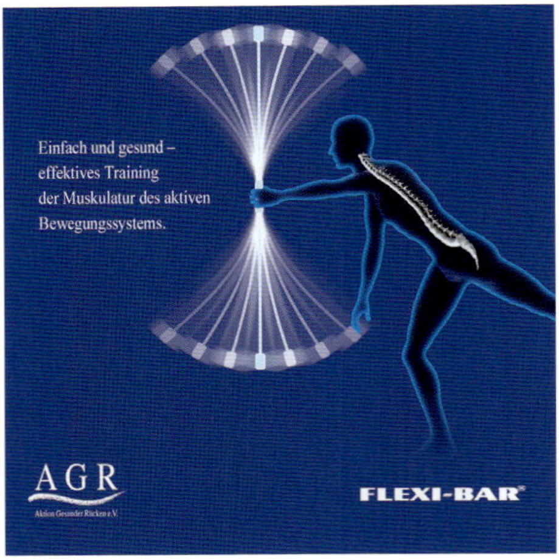

Neben der Tiefenmuskulatur werden in gleichem Maße Problemzonen wie Bauch und Po gestrafft sowie Brust und Trizeps trainiert und langfristig der Stoffwechsel erhöht. Speziell entwickelte Übungen stärken die Rumpfmuskulatur in der Tiefe, stabilisieren in kurzer Zeit die Wirbelsäule und verbessern die Haltung. Wichtig ist eine leicht verständliche Trainingsanleitung (wie Poster oder Video), um optimal üben zu können. Ohne großen Platzbedarf, Zeit- und Kostenaufwand kann hiermit der Rückenproblematik wirkungsvoll entgegengewirkt werden.

Das Training ist unbedingt auch für Kinder und Jugendliche zu empfehlen, mit einem speziell für sie entwickelten Stab. Mehr und mehr Kinder sind schon von der Rückenproblematik und Übergewicht betroffen, die Gesundheitsprobleme drohen zu eskalieren.

Leider gibt es derzeit im Handel viele Billigprodukte, die den beschriebenen Nutzen vollmundig versprechen, ihn jedoch in keiner Weise erfüllen können.

Tipps und Hinweis zur Auswahl von Schwingstäben:

- ☞ Die Handhabung des Sportgerätes muss nach Einweisung für jeden Nutzer leicht erlern- und umsetzbar sein.
- ☞ Eine verständliche, umfangreiche, den Trainingszielen entsprechende Anleitung muss angeboten werden.
- ☞ Die Schwungfrequenz soll 4.6 Hertz betragen, weil dadurch der Stab optimal in Schwingungen versetzt werden kann. Zudem wird bei dieser Frequenz eine bestmögliche Reaktion der Rumpfmuskulatur erreicht. Die Schwungfrequenz sollte nicht (bzw. nur beim professionellen Einsatz) verstellbar sein. Dadurch wird „Laien“ selbstständiges Training ermöglicht und eine fehlerhafte Handhabung ausgeschlossen.
- ☞ Zylindrische Endstücke und ein Gewicht von ca. 400 g bei einer Länge von ca. 150 cm ermöglichen, nach heutigem Kenntnisstand eine optimale Handhabung. Beim Trainingsstab für Kinder ist ein reduziertes Gewicht von ca. 300 g bei einer Länge von ca. 130 cm empfehlenswert.
- ☞ Der Griff sollte ergonomisch gestaltet sein, die Möglichkeit beidhändiger Nutzung bieten und haptisch ansprechend sein.
- ☞ Gehen Sie auf Nummer sicher. Achten Sie darauf, ob die Trainingsgeräte objektiv und von unabhängiger Seite geprüft und entsprechend ausgezeichnet sind, wie z. B. mit dem Gütesiegel der Aktion Gesunder Rücken (AGR) e. V. Dies gibt Ihnen die notwendige Sicherheit bei der Auswahl eines „rückengerechten Produktes“.

Fehlbelastungen vermeiden, wo immer es geht: Das kann selbstverständlich werden

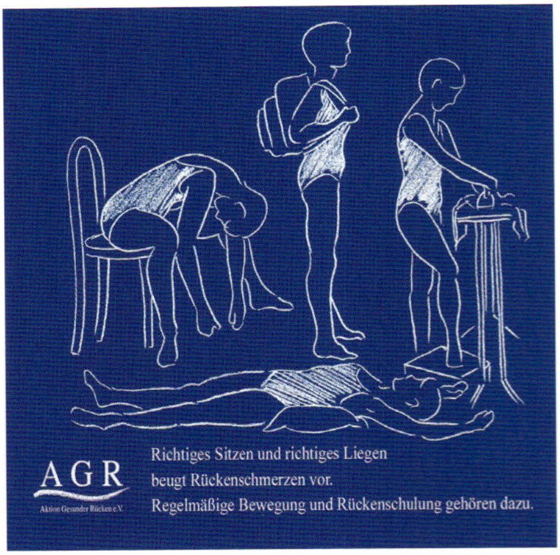
AGR
Aktion Gesunder Rücken e.V.
Richtiges Sitzen und richtiges Liegen
beugt Rückenschmerzen vor.
Regelmäßige Bewegung und Rückenschulung gehören dazu.

Man kann Fehlbelastungen und damit Rückenschmerzen auf vielerlei Weise vorbeugen und sehr erfolgreich aktiv gegen möglicherweise bereits vorhandene Probleme vorgehen. So z. B. durch richtiges Liegen und Sitzen, wie es in der Rückenschule gezeigt wird, also durch schrittweise Schaffung des eigenen ergonomischen Umfeldes. Dazu zählen körpergerecht und rückenfreundlich gestaltete Alltagshilfen für Beruf und Haushalt. Ebenfalls dazu gehören persönliche Verhaltensänderungen, wie Verbesserung der Körperhaltungen im Alltag, viel mehr Bewegung und Freizeitsport, gezieltes Körpertraining, Abbau von Übergewicht, schmackhafte gesunde Ernährung, Abbau von negativem Stress, erlernen des richtigen Umgangs mit Stressfaktoren, aktiv Leben, Lebensfreude erhalten oder wiedergewinnen. Das kann man in der so genannten „Neuen Rückenschule“[1] sehr gut lernen und in Kursen, unter qualifizierter Anleitung regelmäßig, auf sympathische Art und Weise, üben. Solche Kurse werden vielfach von den Krankenkassen bezuschusst, machen außerdem den Teilnehmern Spaß und gelten als anerkannt sinnvolle Maßnahme gegen die Rückenproblematik.

---

[1] Ausbildungskonzept der KddR = Konföderation der deutschen Rückenschulen = ein fachlicher Zusammenschluss der führenden Fachverbände und Vereine

Rückengerechtes Verhalten ist leicht erlernbar. Jeder kann sich das erforderliche Wissen um die Anforderungen aneignen und um die Notwendigkeit von rückengerechten Alltagsprodukten informieren. In unserem Alltag sollen gute Haltungen und mehr Bewegung so selbstverständlich werden, dass wir nicht mehr darüber nachdenken müssen. Wenn sich das Bewusstsein für rückengerechtes Verhalten und rückengerechte Verhältnisse erst einmal verankert hat, werden wir in unserem Alltag viele Möglichkeiten finden, die uns das Leben erleichtern. Jeder von uns kann seinen körperlichen Fähigkeiten angemessene Bewegungsformen und sportliche Aktivitäten finden, die ihm Spaß machen und sein Wohlbefinden und seine Gesundheit insgesamt deutlich verbessern. Das schützt dann auch unsere Wirbelsäule und unsere Bandscheiben vor übermäßiger Belastung und befreit von vielen Rückenbeschwerden.

Ihr Rücken-Ratgeber im Internet: www.agr-ev.de

Die AGR stellt viele Informationen als Online-Informations-Angebot im Internet für alle Nutzer zur freien Verfügung. Unter www.agr-ev.de finden alle, die das Thema Rücken interessiert oder plagt, eine umfangreiche Themensammlung mit wertvollen Tipps, vor allem zur Vermeidung von Rückenproblemen.

Neben den Informationen für Betroffene finden auch Mediziner und Therapeuten sowie Redaktionen die benötigen Fachinformationen.

Achten Sie auf zertifizierte Fachgeschäfte

Die qualifizierte Beratung von Verbrauchern, die auf der Suche nach rückengerechten Produkten sind, erfordert fundierte Fachkenntnisse, die häufig nicht vorhanden sind. Zahlreiche Anrufe von unzufriedenen Kunden bei der Aktion Gesunder Rücken zeigen, wie sehr es an kompetenten Verkäufern mangelt. Die AGR hat daher ein Qualifizierungsprogramm für Fachhändler unterschiedlicher Branchen entwickelt. Das von AGR vergebene Zertifikat signalisiert Verbrauchern, dass sie auf kompetente Beratung setzen können.

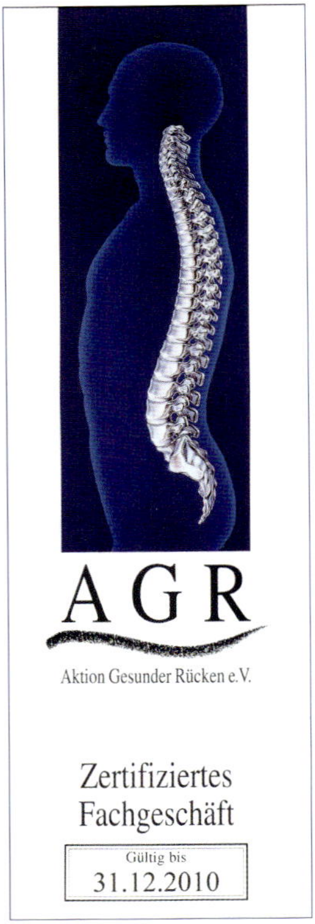

Die Beschwerden der Kunden zeigen die verschiedenen Probleme auf, die bei nicht qualifizierten Händlern für den Kunden auftreten können. Ein Problem, dass sich beim Kauf von rückengerechten Produkten stellt, ist die fehlende Fachkenntnis des Verkäufers. Daher ist die Beratung des Kunden oft mangelhaft oder auch schlicht und ergreifend falsch. Am Beispiel „Bettenkauf" lässt sich dies einfach aufzeigen. Häufig wird durch die Unkenntnis des Verkäufers vergessen, darauf hinzuweisen, dass zu einer rückengerechten Matratze auch eine entsprechende Unterfederung gehört. Denn beide zusammen funktionieren als System. Ein ideales Bettsystem lässt sich individuell den unterschiedlichen Bedürfnissen des jeweiligen Benutzers anpassen und sein Körper wird stets optimal gelagert. Das ist eine wichtige Voraussetzung, um Rückenschmerzen zu vermeiden und gleichzeitig die Schlafqualität deutlich zu verbessern.

Mit der Schulung zum qualifizierten Fachhändler, die von der AGR angeboten wird, ergeben sich für den Kunden viele Vorteile. Die Verkäufer erhalten medizinische und anatomische Grundlagen über die Funktionen der Wirbelsäule, Aufgaben und Aufbau der Muskulatur sowie Ziele und Inhalte der Rückenschule. Zusätzlich bekommen sie umfassende Fachinformationen über einen „rückengerechten Alltag“. Dieses über reine Produktkenntnisse hinausgehende Wissen ermöglicht eine individuellere Beratung des Kunden und hilft, das aus medizinischer Sicht für ihn am besten geeignete Produkt herauszufinden.

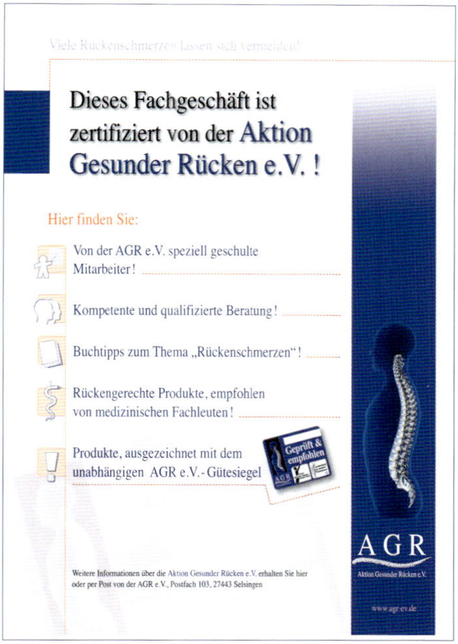

Um eine optimale Beratung geben zu können, muss diese Schulung im jährlichen Turnus wiederholt werden. So kann sich der Kunde darauf verlassen, dass die Informationen des Fachhändlers sich immer auf dem neusten wissenschaftlichen Stand befinden. Bereits mehrere tausend Verkäufer aus den Fachbereichen Bettsysteme, Bürostühle, Büroarbeitstische, Fahrräder, Kinder- und Jugendfreizeitmöbel, Polstermöbel, Ruhesitzmöbel, Schulranzen und Schuhe wurden von der AGR ausgebildet und können so auf einen wesentlich zufriedeneren Kundenstamm zurückschauen.

Eine Liste der aktuell zertifizierten Fachgeschäfte veröffentlicht die Aktion Gesunder Rücken (AGR) e. V. im Patientenratgeber „rücken Signale“ und unter www.agr-ev.de/fachgeschäfte.

Geprüft & empfohlen – eine Übersicht

Die nachfolgenden Produkte (Hersteller durch Ziffern gekennzeichnet) sind derzeit als sehr gute Beispiele für den jeweiligen Produktbereich mit dem AGR-Gütesiegel ausgezeichnet:

- *Aktivsitzmöbel*: swopper, swoppster (1), Moizi 33, 34, 35
- *Autositze (vorne):* (fahrdynamischer) Multikontursitz für Mercedes-Benz CL-Klasse, S-Klasse, CLS-Klasse, E-Klasse und C-Klasse (6), Premium-Sitz für Opel Insignia und Opel Insignia OPC, Ergonomie-Sitz für Opel Astra und Opel Meriva (23)
- *Autositze (hinten):* Mercedes-Benz-Multikontursitz S-Klasse (6)
- *Bettsysteme:* Lattoflex 200, 300, 800 (13), Metzeler Tubes 126 (16)
- *Bettsysteme im Hotel:* Box-SWING BALANCE mit flexibler Schaumstoffmatratze (11)
- *Bettsysteme mit Micro-Stimulation (Pflegebereich):* Bewegungsbetten Thevo-Adapt, Thevo-Vital und Schlummerstern, Thevo-Soft (30)
- *Bettsysteme im Polstermöbel (Schlafcouch/Gästebett):* ERGOselect® DuoComfort (20)
- *Bürostühle:* salida, ios, cambio und entrada (7) sowie open up, early bird, open mind, mr. charm, yeah!, netwin, black dot und crossline 100 (28)
- *Bürostühle mit mikromotiv:* cambio, entrada (7)
- *Erzieherinnenstühle:* early bird Kindergarten (28)
- *Esszimmer-Sitzmöbel:* Sitfree (29)
- *Fahrräder:* Fahrradserien Avenue, Avenue Hybrid, Culture und Jetstream (25)
- *Freizeit- und Aktivsitzmöbel für Kinder und Jugendliche:* MOIZI 6 und MOIZI 7 (jeweils mit gepolsterter Sitzfläche) (21), Schul- und Freizeitstuhl PantoMove-LuPo und Schulstuhl PantoSwing-LuPo (33), swoppster (1)
- *Gabelstaplersitze:* Columbus (27)

- *Gartengeräte/Werkzeuge:* Schaufel, Gartenboy und Schneeschieber (8)
- *Hängestühle:* Traumschwinger S, M, L, XL, XXL, Babywiege (19)
- *Hubtische (im gewerblichen Bereich):* Flachformhubtische FE, ERGO-E, ERGO-G und Montagehubtische FCE und FDS (10)
- *Kindermatratzen:* Ruby Comfort (3)
- *Mehrzweckstühle:* salida Besucher- und Konferenzstuhl (7), Moizi 11, 23, 24, 29 (21), ERGOselect® Modell S 18A (20)
- *Mobilliftsysteme (im gewerblichen Bereich):* MicroLift mit Hai-Adapter, Protema 120 mit SPDR (32)
- *Multifunktionstafeln:* Ergoklett (24)
- *Nackenstützkissen:* Lattokiss, MultiPerfekt und Traumfalter (13), Tubes Singular, Prestige, Fashion und Selection (16)
- *PC-Eingabegeräte:*
  - Computermäuse: Mover, Evolution Wireless Ergo-Shark L (36), IntelliMouse Explorer, Wireless Laser Mouse 6000 + 7000, Natural Wireless Laser Mouse 6000 (17)
  - Tastaturen: STREAM Corded Ergonomic MultiMedia Keyboard, Wireless MultiMedia Desktops MARLIN smart, BARRACUDA XT, ORCA, B. UNLIMITED, B. UNLIMITED Home (36), Natural Ergonomic Desktop 7000, Natural Ergonomic Keyboard 4000, Wireless Laser Desktop 6000, Wireless Laser Desktop 7000, Comfort Curve Keyboard 2000 (17)
- *Polstermöbel:* ERGOselect® (20)
- *Rehabilitations- und Pflegesessel:* Medos-Pflegesessel (30), Fitform Pflegesessel Serie 500 (34)
- *Ruhe- und Fernsehsessel:* Fitform Wellness-Sessel Serie 200/800, Ziyo by Fitform (mit Lordosekissen) (34)
- *Rückenmessgerät:* MediMouse® (14)
- *Rückenstützbandagen:* Mikros PQS 600, 650, 675 (18)
- *Schuhe:* Secura Vario System und Vario System mit Multizonen-Dämpfung VARIO Vitality® (15), GANTER AKTIV (12)
- *Schulranzen:* Sammies Premium, Sammies Optilight (26)

- *Schreibtische für Kinder und Jugendliche:* Moizi 5 und Moizi 17 (21), Ergo III und StepbyStep III (33)
- *Sport- und Trainingsgeräte:*
  - *Schwingstab:* FLEXI-BAR und Kinder-FLEXI-BAR (9)
  - Softtools-Linie Rücken als elastisches Bandset und als Vibraballset (9)
  - *Ball:* Powerball ABS, Powerball Premium ABS, Powerball Challenge ABS (31)
  - *Balancekissen:* Aero-Step, Aero-Step XL, Aero-Step XL functional, Dynair® Pads, Dynair XXL Ballkissen, Dynair Ballkissen, Jumper, Jumper mini (31), Balance-beam, Balance-pad Elite (2)
  - *Mini Trampolin:* bellicon und Medi-Swing (4)
  - *Gymnastikmatten:* Corona, Coronella, Atlas, Hercules, Fitline 140 + 180, YogaPilates 190, Fitness 120 (2)
  - *Auftriebshilfen:* Hydro-buoy 45 N, Hydro-buoy 50 N (2)
- *Steh-/Sitzarbeitsplätze:* activation und temptation c Tischprogramme mit motorischer Höhenverstellung (28), Programm Libero® (5), Serie 901 (S901 mit Verstellbereich 680-1200 mm und S901 mit Verstellbereich 660-1290 mm) (33)
- *Steh-/Sitztischgestelle, nachrüstbar:* ergon (22)
- *Stehpulte:* Stehplus-System rolls, rolls drive und desk (22)
- *Stühle für 24-Stunden-Arbeitsplätze:* mr. 24 (29)
- *Therapiestühle für Kinder u. Jugendliche (Pflegebereich):* SiiS (30)
- *Vario-Sitzmöbel (Stehsitz):* muvman (1)

Herstellerverzeichnis/Kontaktadressen

1. **aeris-Impulsmöbel GmbH & Co. KG**, Ahrntaler Platz 2-6
D - 85540 Haar, Tel. 089/9005060, Fax 089/9039391
info@aeris.de, www.aeris.de

2. **Alcan Airex AG,** Speciality Foams, Industrie Nord, CH - 5643 Sins
Tel. 0041 41/789 66 48, Fax 0041 41/789 66 60
harald.werz@alcan.com, www.bebalanced.net

3. **ALVI - Alfred Viehhofer GmbH & Co.,** Pfennigbreite 44
D - 37671 Höxter, Tel. 05271/97510, Fax 05271/975149
info@alvi.de, www.alvi.de

4. **bellicon deutschland gmbh,** Wilhelm-Ruppert-Str. 38/Gebäude 3
D - 51147 Köln, Tel. 02203/202220, Fax 02203/2022229
info@bellicon.com, www.bellicon.com

5. **BZ Plankenhorn Ergonomiemöbel GmbH & Co. KG**, Stankertstr. 52
D - 78052 VS-Tannheim, Tel. 07705/92970, Fax 07705/9297100
info@bz-plankenhorn.de, www.bz-plankenhorn.de

6. **Daimler AG**, Daimler Customer Assistance Center N.V., Postfach 1456
NL - 6201 BL Maastricht, Tel. 00800 1 777 7777 (gebührenfrei aus dem europäischen Festnetz), Fax 069/95307255
cs.deutschland@cac.mercedes-benz.com, www.mercedes-benz.de

7. **Drabert - Samas GmbH & Co. KG**, Cammer Str. 17
D - 32423 Minden, Tel. 0571/38500, Fax 0571/3853551
info.drabert@samas.biz, www.drabert.de www.mikromotiv.de
www.samas-buero.de

8. **ERGOBASE GmbH & Co. KG**, Schongauer Str. 37, D - 86971 Peiting
Tel. 08861/2563020, Fax 08861/2563021
info@ergobase.com, www.ergobase.com

9. **FLEXI-SPORTS GmbH,** Grafinger Str. 6, D - 81671 München
Tel. 089/4502870, Fax 089/45028727
info@flexi-sports.com, www.flexi-sports.com

10. **Flexlift-Hubgeräte GmbH,** Eckendorfer Str. 115-117
D - 33609 Bielefeld, Tel. 0521/78060, Fax 0521/7806110
verkauf@flexlift.de, www.flexlift.de

Schweiz: **Steinbock AG,** Gewerbestr. 14, CH - 8132 Egg b. Zürich
Tel. 01/9863030, Fax 01/9863040
info@steinbock-ag.ch, www.steinbock-ag.ch

11. **Frischauf - Walther Tusch KG,** Wittensteinstr. 156
D - 42283 Wuppertal, Tel. 0202/280410, Fax 0202/2804110
info@box-swing-betten.de, www.box-swing-betten.de

12. **GANTER Shoes GmbH**, Bahnhofstr.16, A - 4775 Taufkirchen/Pram
Tel. 0043 7719/8811700, Fax 0043 7719/8811795
office@ganter-shoes.com, www.ganter-shoes.com

13. **Lattoflex,** Walkmühlenstr. 93, D - 27432 Bremervörde
Tel. 04761/9790, Fax 04761/979161, info@lattoflex.com, www.lattoflex.com

Schweiz: **Recticel Bedding (Schweiz) GmbH**, Bettenweg 12
CH - 6233 Büron, Tel. 041/9350111, Fax 041/9350391
info@recticel.ch, www.lattoflex.ch

14. **Lucamed International GmbH**, Steinbrückstr. 19
D - 79713 Bad Säckingen, Tel. 07761/9338363, Fax 07761/9338362
luca@lucamed.de, www.lucamed.de

Schweiz: **idiag AG,** Mülistr. 18, CH - 8320 Fehraltdorf
Tel. 044/9085858, Fax 044/9085859, info@idiag.ch, www.idiag.ch

15. **Louis Steitz Secura GmbH + Co. KG Schuhfabriken,** Vorstadt 40
D - 67292 Kirchheimbolanden, Tel. 06352/40020, Fax 06352/400250
marketing@steitzsecura.com, www.steitzsecura.de

Österreich: **F. Haberkorn, Ulmer GmbH,** Hohe Brücke
A - 6961 Wolfurt, Tel. 05574/695, Fax 05574/62340

Schweiz: **Maagtechnik, Bereich der Dätwyler Schweiz AG**
Sonnentalstr. 8, CH - 8600 Dübendorf 1, Tel. 01/8249191
Fax 01/8215909

16. **Metzeler Schaum GmbH,** Donaustr. 51, D - 87700 Memmingen
Tel. 08331/8300, Fax 08331/830 259
info@metzeler-schaum.de, www.metzeler-schaum.de

17. **Microsoft GmbH**, Konrad-Zuse-Str. 1, D - 85716 Unterschleißheim
kunden@microsoft.com, www.microsoft.de/hardware
Microsoft Privatkundenbetreuung: Tel. 01805/672255
Fax 01805/5251191, (0,14 pro Minute, deutschlandweit – Mobilfunktarif kann abweichen)

18. **MIKROS GmbH,** Saseler Bogen 2b, D - 22393 Hamburg
Tel. 040/6017120, Fax 040/6013896, post@mikros-medical.de

Schweiz: **Medexim AG,** Allmendstr. 6, CH - 8320 Fehraltorf
Tel. 044/9548090, Fax 044/9548099

19. **MIRAART GmbH,** Bünder Str. 21, D - 33613 Bielefeld
Tel. 0521/66545Fax 0521/136 92 62, info@mira-art.de
www.traumschwinger.de

20. **Möbel Manufaktur Rießner GmbH**, Bahnhofstr. 21
D - 96247 Michelau/Ofr., Tel. 09571/893300, Fax 09571/893333
info@rießner.com, www.riessner.com

21. **Moizi Möbel GmbH,** Warburger Str. 37, D - 33034 Brakel
Tel. 05272/37150, Fax 05272/371523
moebel@moizi.de, www.moizi.de

22. **officeplus GmbH**, Saline 29, D - 78628 Rottweil
Tel. 0741/24804, Fax 0741/248230
info@officeplus.de, www.officeplus.de

Österreich: **David Gaind Gesunde Sitzmöbel Vertriebs GmbH**
Vorgartenstr. 173, A - 1020 Wien, Tel. 01/5260818, Fax 01/5260644
david.gaind@gaind.at, www.sitzen.at

Schweiz: **GLM Novitas GmbH, Intern. Möbel- & Textilvertrieb**
Birkenstr. 47, CH - 6343 Rotkreuz, Tel. 041/2508383, Fax 041/2508282
info@glm-novitas.ch, www.glm-novitas.ch

23. **Adam Opel GmbH**, Kunden Info Center, D - 65423 Rüsselsheim
Tel. 06142/775000, Fax 06142/767999
Kunden.Info.Center@de.opel.com, www.opel.de

24. **Pykad GmbH,** Bahnhofstr. 46, D - 33602 Bielefeld
Tel. 0521/98773682, Fax 0521/9877383
info@pykad.de, www.pykad.de

25. **riese und müller GmbH,** Haasstr. 6, D - 64293 Darmstadt
Tel. 06151/366860, Fax 06151/3668620, team@r-m.de, www.r-m.de

26. **Sammies by Samsonite**, Hama GmbH & Co KG, Dresdner Str. 9
D - 86651 Monheim, Tel. 09091/502975, Fax 09091/502467
info@sammies-schulranzen.de, www.sammies-schulranzen.de

27. **Savas Qualitätssitze GmbH**, Wiesenstr. 5, D - 52428 Jülich
Tel. 02461/9313620, Fax 02461/9313629
info@savas.biz, www.savas.biz

28. **Sedus Stoll AG,** Brückenstraße 15, D - 79761 Waldshut
Tel. 07751/84320, Fax 07751/84384, info@sedus.de, www.sedus.de

Österreich: **Sedus Stoll Ges.m.b.H.,** Kirchenstraße 37/1/13
A - 3501 Eugendorf, Tel. 06225/21054, Fax 06225/21056

Schweiz: **Sedus Stoll AG,** Industriestraße West 24
CH - 4613 Rickenbach, Tel. 062/2164114, Fax 062/2163828
sedus.ch@sedus.ch, www.sedus.ch

29. **Schösswender Möbel GmbH**, A - 5131 Franking 65
Tel. 0043 6277/8651, Fax 0043 6277/8651400
office@schoesswender.com, www.sitfree.at, www.schoesswender.com

30. **Thomashilfen,** Walkmühlenstr. 1, D - 27432 Bremervörde
Tel. 04761/8860, Fax 04761/88619
info@thomashilfen.de, www.thomashilfen.de

31. **TOGU Gebr. Obermaier oHG**, Atzinger Str. 1
D - 83209 Prien-Bachham, Tel. 08051/90380, Fax 08051/3745
info@togu.de, www.togu.de